L&PM POCKET ENCYCLOPAEDIA

História da medicina

SÉRIE **L&PM**POCKET**ENCYCLOPÆDIA**

Alexandre, o Grande – Pierre Briant
Budismo – Claude B. Levenson
Cabala – Roland Goetschel
Capitalismo – Claude Jessua
Cérebro – Michael O'Shea
China moderna – Rana Mitter
Cleópatra – Christian-Georges Schwentzel
A crise de 1929 – Bernard Gazier
Cruzadas – Cécile Morrisson
Dinossauros – David Norman
Economia: 100 palavras-chave – Jean-Paul Betbèze
Egito Antigo – Sophie Desplancques
Escrita chinesa – Viviane Alleton
Existencialismo – Jacques Colette
Geração Beat – Claudio Willer
Guerra da Secessão – Farid Ameur
História da medicina – William Bynum
Império Romano – Patrick Le Roux
Impressionismo – Dominique Lobstein
Islã – Paul Balta
Jesus – Charles Perrot
John M. Keynes – Bernard Gazier
Kant – Roger Scruton
Lincoln – Allen C. Guelzo
Maquiavel – Quentin Skinner
Marxismo – Henri Lefebvre
Mitologia grega – Pierre Grimal
Nietzsche – Jean Granier
Paris: uma história – Yvan Combeau
Primeira Guerra Mundial – Michael Howard
Revolução Francesa – Frédéric Bluche, Stéphane Rials e Jean Tulard
Santos Dumont – Alcy Cheuiche
Sigmund Freud – Edson Sousa e Paulo Endo
Sócrates – Cristopher Taylor
Tragédias gregas – Pascal Thiercy
Vinho – Jean-François Gautier

William Bynum

História da medicina

Tradução de Flávia Souto Maior

www.lpm.com.br
L&PM POCKET

Coleção **L&PM** POCKET, vol. 957

William Bynum é professor emérito de História da medicina na University College, em Londres. Foi editor do jornal acadêmico *Medical History* de 1980 até 2001. Publicou, entre outros, *Science and the Practice of Medicine in the Nineteenth Century* e *The Oxford Dictionary of Scientific Quotations* (com Ray Porter).

Texto de acordo com a nova ortografia.

Título original: *The History of Medicine*

Primeira edição na Coleção **L&PM** POCKET: agosto de 2011

Tradução: Flávia Souto Maior
Capa: Ivan Pinheiro Machado. *Foto*: © Historical Picture Archive/CORBIS/Corbis(DC)/Lantinstock
Preparação: Renate Muller
Revisão: Lívia Schleder de Borba

CIP-Brasil. Catalogação na Fonte
Sindicato Nacional dos Editores de Livros, RJ

B998h

Bynum, W. F. (William F.), 1943-
História da medicina / William Bynum; tradução de Flávia Souto Maior. – Porto Alegre, RS: L&PM, 2015.
186p. : il. ; 18cm. – (Coleção L&PM POCKET; v. 957)
Tradução de: *The History of Medicine*
Inclui bibliografia e índice
ISBN 978-85-254-2314-6

1. Medicina - História. I. Título. II. Série.

11-2327. CDD: 610.9
CDU: 61(09)

Rua Comendador Coruja, 326 – Floresta – 90220-180
Porto Alegre – RS – Brasil / Fone: 51.3225-5777 – Fax: 51.3221.5380

Pedidos & Depto. comercial: vendas@lpm.com.br
Fale conosco: info@lpm.com.br
www.lpm.com.br

Impresso pela Meta Brasil
2021

Sumário

Para Helen
Sine qua non

Agradecimentos

Dei uma breve palestra baseada na estrutura deste livro para muitos grupos de estudantes. As opiniões foram valiosas para me ajudar a separar o joio do trigo.

A equipe da Oxford University Press tratou este livro com uma eficiência admirável. Os comentários de Andrea Keegan e de um mediador anônimo aprimoraram o estilo e o conteúdo. James Thompson foi um editor exemplar. Meus agradecimentos a todos eles.

A pessoa a quem mais devo é Helen Bynum, que leu o manuscrito com cuidado e destreza admiráveis. Há muitos anos, ela chegou a ouvir a palestra que deu origem a esta obra. Ela sabe quanto deste livro é seu.

Introdução
OS TIPOS DE MEDICINA

Este é um livro curto sobre um assunto muito amplo. Tentei fornecer um esquema geral para a compreensão da história da medicina desde que os gregos antigos estabeleceram o que pode ser chamado de tradição médica ocidental. Apresento minha história por meio de uma classificação sistemática dos "tipos" de medicina. Eles estão resumidos na tabela seguinte e explicados nos primeiros cinco capítulos.

Os cinco tipos de medicina na Figura 1 – à beira do leito, teórica, hospitalar, comunitária e laboratorial – representam diferentes objetivos por parte dos médicos, assim como refletem seus diferentes locais de trabalho. Embora seu surgimento permita uma linha cronológica aproximada, esses tipos de medicina são cumulativos. A medicina à beira do leito, começando com os hipocráticos, ainda tem repercussões nos cuidados básicos de saúde dos tempos modernos, e a medicina teórica da Idade Média é relevante para a explosão de informação que caracteriza o mundo da medicina moderna (e, é claro, não só o da medicina). No século XIX, a medicina hospitalar era, de certo modo, a medicina à beira do leito ampliada, com novas ferramentas terapêuticas e de diagnóstico, e com a especialização médica que esperamos do hospital moderno. A medicina comunitária abrange a infraestrutura ambiental do tratamento de água, descarte de lixo, programas de vacinação, saúde e segurança no local de trabalho, juntamente com a análise de padrões de doenças e sua relação com dieta, hábitos ou exposição a agentes do ambiente. A medicina laboratorial acontece em grande parte no laboratório e pode ser traduzida em melhores drogas e em um maior entendimento de mecanismos do corpo, capazes de aprimorar diagnósticos ou tratamentos.

		CARACTERÍSTICAS			
		OBJETO DE PESQUISA	**FORMA E LOCAL DE EDUCAÇÃO**	**OBJETIVO**	**EXEMPLO**
TIPOS	À BEIRA DO LEITO	Paciente como um todo	Aprendizado	Terapia	Hipócrates (aproximadamente 460-370 a.C.)
	TEÓRICA	Texto	Estudo, linguística, universidade	Preservação, recuperação, comentário	Constantino, o Africano (morto antes de 1098)
	HOSPITALAR	Paciente, órgão	Hospital	Diagnóstico	R. T. H. Laennec (1781-1826)
	SOCIAL	População, estatística	Comunidade	Prevenção	John Simon (1816-1904)
	LABORATORIAL	Cobaia animal	Laboratório	Entendimento	Claude Bernard (1813-1878)

1. Os tipos de medicina. Uma representação esquemática dos diferentes "tipos" de medicina, destacando as várias unidades de análise, locais de trabalho e objetivos que os médicos possam ter. Os primeiros cinco capítulos desse livro examinam esses tipos de medicina em seus contextos históricos.

Essas categorias históricas ainda estão vivas e permitem pensar na medicina de uma forma ainda ressonante junto aos cidadãos de hoje, que pagam impostos, utilizam o sistema de saúde e são beneficiários de estratégias da saúde pública. Esses "tipos" de medicina determinam tanto as diretrizes mais amplas para orçamentos da área da saúde contemporânea quanto – em especial no cenário americano, onde grupos de defesa influenciam os gastos com saúde – a identidade dos grupos de interesse. Em muitos países, cuidados básicos, serviços hospitalares, saúde pública, pesquisa biomédica, e criação e provisão de informações: entre as principais demandas da área da saúde, não há muito mais com o que um ministro da Saúde precise se preocupar atualmente. O problema, é claro, é que essas categorias acabam concorrendo umas com as outras, uma vez que os orçamentos para a saúde são sempre limitados. Quanto mais se gasta em pesquisa, menos há para gastar com contratação de pessoas nos hospitais, com saúde pública, e vice-versa.

As categorias se sobrepõem historicamente. Ao seu próprio modo, os gregos e romanos antigos desenvolveram toda uma gama de abordagens a assuntos relacionados à saúde: tentaram evitar doenças na comunidade, tiveram instituições simples para cuidar de escravos e soldados, precisaram de locais para reunir textos médicos, tentaram aprimorar o conhecimento de medicina por meio de pesquisa e, é claro, cuidaram de pacientes à beira do leito. Mas as categorias modernas de medicina hospitalar, comunitária e laboratorial já surgiram em sua forma atual durante o século XIX e são o que chamamos de "modernidade". No último capítulo, uso a classificação sistemática para esquematizar uma breve descrição dos principais acontecimentos dos séculos XX e XXI, quando os "tipos" de medicina tornaram-se interligados.

A forma como estruturei esse breve relato privilegia a tradição médica ocidental, que domina o consumo e as despesas com saúde no Ocidente e é a mais utilizada em toda parte. Há muitos outros modos pelos quais historiadores construíram a história, mas escolhi esse porque acredito ter uma forma historicamente coerente e ser útil para introduzir o assunto a leitores curiosos.

Se eu submeter esse manuscrito a um periódico médico, precisarei declarar quaisquer interesses conflitantes que possam influenciar o modo como interpretei meus dados. Sou historiador da medicina há quase quatro décadas, mas também estudei medicina, durante a "era dourada" identificada no capítulo 6. Minha formação na área médica certamente influenciou a forma como interpreto o passado da medicina, mas tentei aqui evitar tanto o ultrapassado "Whiggismo" – que via toda a história como um progresso e uma série de passos levando inevitavelmente ao presente – quanto a nova versão – que substituiu os valores morais contemporâneos por valores intelectuais e, com isso, critica o sexismo, o racismo e outros *ismos* de nossos antepassados. No passado, parece-me que aqueles que tinham acesso procuravam a medicina que estava disponível e acreditavam que existiam bons e maus médicos. Eles queriam que um bom médico cuidasse deles. Assim como nós. O que mudou é a definição do que constitui um "bom" médico.

Capítulo 1

Medicina à beira do leito

Hipócrates e tudo mais

Hipócrates se tornou a principal influência para terapeutas de todos os tipos. Homeopatas encontraram as raízes de suas doutrinas nos escritos hipocráticos. Naturopatas, quiropraxistas, herboristas e osteopatas o consideram o fundador dos ideais que sustentam suas próprias formas de abordagem à saúde, à doença e à cura. Assim como o fazem os médicos modernos que trabalham em hospitais, muitos dos quais devem ter repetido seu Juramento, ou uma versão dele, quando se formaram em medicina.

As razões para essa curiosa ocorrência podem ser encontradas na história. Em primeiro lugar, o Hipócrates histórico é suficientemente vago para permitir que seja interpretado de múltiplas formas. Ele é vago, mas real. Viveu na ilha de Kós, perto da costa da atual Turquia, aproximadamente de 460 a 370 a.C. Isso o torna um pouco mais velho do que Platão, Aristóteles e os outros criadores cosmopolitas da cultura grega clássica, centrada em Atenas. Sua antiguidade faz com que a sobrevivência de tantas obras "hipocráticas" seja muito mais notável; as pessoas guardam aquilo que valorizam.

Sabe-se pouca coisa além do local e da época aproximada em que viveu. Ele praticava medicina, ensinava discípulos em troca de pagamento e tinha um filho. Também conquistou uma certa fama por ter sido citado por Platão. Se escreveu ou não alguns dos trabalhos atribuídos a ele, não está muito claro. Certamente não escreveu todos, pois foram compostos durante cerca de dois séculos, por diversas mãos desconhecidas. Isso significa que o Corpus Hipocrático, os cerca de sessenta trabalhos e fragmentos que sobrevivem, contém muita inconsistência e muitos pontos de vista. Esses escritos "hipocráticos" cobrem muitos aspectos da medicina e da cirurgia, assim como diagnósticos, terapias e prevenção de doenças. Os hipocráticos davam conselhos relacionados a dieta e outros aspectos da vida saudável, e há um tratado muito influente sobre o papel do ambiente na saúde e na doença. Assim, havia muitas instâncias "hipocráticas", e nossa "medicina hipocrática" é um constructo histórico, formado pela seleção de certos temas e teorias, colocados juntos em uma estrutura que era desconhecida nos séculos da composição dos tratados.

Em meio a essa multiplicidade, no entanto, há um fio que passa por todo o corpus e faz com que Hipócrates seja tão atraente a tantos terapeutas modernos. A medicina hipocrática é holística. A abordagem hipocrática é sempre em relação ao paciente como um todo, e o anseio moderno por uma medicina holística encontra nela um refúgio natural. Apesar de suas características admiráveis e positivas, esse holismo também era arraigado em valores culturais muito difundidos na sociedade grega. Os gregos antigos tinham aversão à dissecação de corpos humanos. Eles não faziam autópsias para determinar a causa da morte, e os médicos gregos não ensinavam anatomia com profundidade aos seus aprendizes. Não existiam escolas de medicina no sentido moderno do termo. Estudantes aprendiam por meio de seus mestres, e o que eles sabiam era anatomia de superfície, e tinham a perspicácia de procurar cuidadosamente em seus pacientes por sinais que sugerissem o curso provável da doença, ou seja, seu prognóstico, e, especialmente, se o paciente poderia ou não se recuperar. O fato de não haver hospitais significava que a beira do leito mencionada no título desse capítulo era literalmente a do paciente, em sua casa.

Essas estruturas da medicina grega antiga a transformam no protótipo dos cuidados básicos de saúde dos dias atuais. O médico hipocrático precisava conhecer seu paciente a fundo: quais eram suas circunstâncias sociais, econômicas e familiares, como vivia, o que costumava comer e beber, se havia ou não viajado, se era escravo ou homem livre, e quais eram suas tendências a desenvolver doenças. As razões teóricas disso estavam embutidas nos escritos hipocráticos, que serão citados em seguida.

Se o holismo aproxima os terapeutas modernos dos gregos, há outros atributos da medicina hipocrática que repercutem na medicina científica moderna. O mais importante deles é seu naturalismo latente. Os sistemas médicos do antigo Oriente Próximo – Egito, Síria, Mesopotâmia, Babilônia – combinam teologia e cura. O padre-médico é uma figura comum. Doenças eram muitas vezes consideradas resultado do desprazer divino, transgressões de vários tipos, ou forças mágicas. O diagnóstico podia envolver orações, a leitura das entranhas de animais, ou a determinação de qual havia sido a transgressão do paciente. Essa mistura de medicina mágico-religiosa também foi parte do panorama grego durante o período hipocrático. Templos de cura dedicados ao deus grego da medicina, Esculápio, espalharam-se por toda a esfera de influência da Grécia, incluindo, por ironia, um muito famoso no próprio quintal de Hipócrates, a própria ilha de Kós. O mais substancial deles ficava no continente, em Epidauro, cujas vastas ruínas ainda existem. Esses templos ficavam aos cuidados de padres residentes, que recebiam pacientes e interpretavam doenças com base em sonhos que os pacientes relatavam a eles. Os sonhos provavelmente eram afetados pela presença de serpentes sagradas, que sem dúvidas atrapalhavam os padrões de sono. Ao trocar de pele, a serpente era um exemplo de renovação e uma parte proeminente do caduceu, símbolo do deus grego da cura (ver Figura 4). Curiosamente, Esculápio e o caduceu, ambos exalando magia e religião, foram adaptados como emblema da medicina moderna.

Esses templos de cura eram parte importante da assistência médica grega, mas os valores que incorporavam tiveram pouco impacto no Corpus Hipocrático. Os tratados que o compõem presumem que as doenças têm uma causa natural, mas apenas uma vez um autor hipocrático ataca explicitamente explicações sobrenaturais. Isso acontece no começo de um tratado sobre epilepsia, chamado "Da doença sagrada", como se dizia em grego. Ela foi considerada sagrada porque os ataques epiléticos eram, e ainda são, impressionantes, causando perda de consciência, formação de espuma na boca, relaxamento do controle muscular, da bexiga e do esfíncter, mas também incluíam sintomas psicológicos, que aqueles que sofriam da doença às vezes revertiam a seu favor. Alexandre, o Grande, e (mais tarde) Julio César foram epiléticos poderosos na antiguidade. As sentenças que abrem "Da doença sagrada" foram interpretadas como um apelo a um naturalismo completo dentro da medicina. Elas ainda são convincentes, apesar de escritas há mais de dois milênios:

> Assim, em relação à doença dita sagrada: não me parece ser, de forma alguma, mais divina ou mais sagrada do que qualquer outra, mas origina-se de uma causa natural, como outras enfermidades. Os homens consideram divinas sua causa e sua natureza por ignorância e maravilhamento, porque ela não se parece em nada com as outras doenças. E essa ideia de divindade é mantida por sua incapacidade de compreendê-la e pela simplicidade do modo pelo qual é curada, pois os homens se livram dela com purificações e encantos. Mas se ela for considerada divina por seu caráter admirável, em vez de apenas uma, haverá muitas doenças sagradas.

Fica sugerido que a instância não seja laica ("nem mais divina, nem mais sagrada do que qualquer outra"), mas formulada dentro de uma estrutura que poderia oferecer uma explicação em termos naturalistas das origens dessa suposta doença sagrada. O autor hipocrático continua e dá tal explicação: a epilepsia é causada por uma obstrução no cérebro, de forma que a expulsão regular de muco é interrompida, causando com isso o mau funcionamento do cérebro e os efeitos dramáticos do ataque epiléptico. Duas implicações futuras merecem ser observadas.

Primeiro, o autor hipocrático localiza a consciência e outras funções mentais no cérebro.

> E os homens devem saber que somente do cérebro vêm as alegrias, o prazer, o riso, a brincadeira, o sofrimento e a tristeza, o desalento e os lamentos. E assim, de um modo especial, adquirimos sabedoria e conhecimento, e vemos e

ouvimos, e sabemos o que é errado e o que é justo, o que é ruim e o que é bom, o que é doce e o que insípido; alguns dos quais diferenciamos por hábito, e outros percebemos por sua utilidade.

Hoje, a centralidade do cérebro é certamente um lugar comum no pensamento científico, mas não o era na época dos gregos. Platão sucedeu Hipócrates na visão do cérebro como o núcleo da atividade psicológica, mas seu pupilo Aristóteles acreditava que o coração era o centro da emoção e de outras funções mentais. Afinal, quando estamos ansiosos ou apaixonados, é no peito, ou coração, e não no cérebro, que vivenciamos tais acontecimentos. O coração, e não o cérebro, bate mais rápido quando estamos mais vivos. Além disso, Aristóteles, um experiente estudante do desenvolvimento embrionário, notou que o primeiro sinal de vida no embrião em desenvolvimento do pintinho era o movimento dentro do coração primitivo. Quase dois milênios depois, Shakespeare retomaria esse antigo debate:

Diga-me onde nasce a fantasia,
No coração ou na cabeça?

Apesar de nossa língua, que ainda atribui muita coisa ao "coração", Hipócrates e Platão ganharam esse debate.

O segundo ponto significativo a ressaltar sobre esse tratado está relacionado à causa hipocrática da epilepsia: muco obstruído. Muco pode parecer o sinal de um resfriado comum para nós, mas para os hipocráticos, que o chamavam de fleuma, era um dos quatro humores constitutivos da saúde e da doença e, assim, estavam no centro da fisiologia e da patologia hipocrática. Embora a teoria dos humores não estivesse presente em todos os tratados hipocráticos, pode ser identificada, e foi interpretada por outro gigante da medicina grega antiga, Galeno (129-ca. 210), como central para a teoria médica. Galeno deu à medicina humoral tanto prestígio, que ela dominou o pensamento médico até o século XVIII.

Humores: o sistema completo

Os quatro humores eram sangue, bile amarela, bile negra e fleuma, e como pode ser visto no diagrama da Figura 2, eles formavam um esquema muito bom para entender saúde e doença, além de muitas outras coisas. Eles incorporavam uma teoria de temperamentos, que servia de guia para a personalidade humana e suscetibilidade a doenças. As propriedades dos humores – calor, frio, secura e umidade – ofereciam uma leitura paralela do curso de doenças e dos estágios do ciclo de vida do indivíduo. Cada um dos humores também estava relacionado a um dos quatro elementos – ar, fogo, terra e água – que a filosofia natural grega considerava serem os constituintes de todas as coisas no mundo sublunar. Abaixo da lua, em nosso mundo, as coisas mudam, envelhecem e morrem. Acima da lua, movimentos circulares perfeitos eram considerados norma, com estrelas formadas por um quinto elemento, a "quintessência".

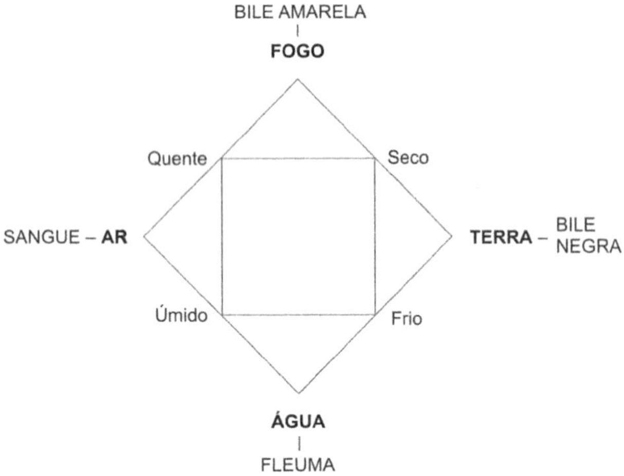

2. Os humores: a maravilhosa simplicidade do esquema hipocrático é facilmente reconhecida, com as qualidades de igual importância (quente, frio, seco, úmido) que os humores tinham.

Compreendido como um todo, o humoralismo grego era o mais poderoso esquema explicativo da saúde e da doença disponível a médicos e leigos até que a medicina científica começou a substituí-lo de forma gradual durante o século XIX.

Fluidos corporais e seus efeitos são características que alguém responsável pelos cuidados de um doente pode notar. A pele fica corada quando a pessoa doente está febril; pessoas tossem muco ou sangue; os olhos ficam molhados e o nariz escorre; a urina fica escura se há icterícia ou desidratação; a pele pode se tornar fria, úmida ou pálida; e diarreia e vômito podem ser características notáveis de doença. A cultura grega proibia a dissecação de corpos humanos, e isso significava que os hipocráticos conheciam relativamente pouco de anatomia profunda, ou ela era deduzida com base em dissecação de animais ou conhecimento adquirido por meio da preparação de animais para a alimentação. Isso não parecia incomodar muito os hipocráticos, embora Galeno, mais tarde, tenha se esforçado muito para prover conhecimento de anatomia, em grande parte a partir da dissecação de animais.

A medicina humoral não requer tanto conhecimento de anatomia, já que os elementos importante são os fluidos corporais, e não os sólidos. No entanto, cada um dos humores era relacionado a um órgão do corpo: o fleuma ao cérebro, o sangue ao coração, a bile amarela ao fígado, e a bile negra ao baço. Mais tarde, nos tratados cirúrgicos dos escritos hipocráticos, esses médicos também discutiram o alinhamento de fraturas, a redução de articulações deslocadas, o tratamento de ferimentos, e operações simples para várias condições específicas. O trabalho cirúrgico, tanto naquela época quanto hoje em dia, requer uma orientação muito mais direcionada a uma área particular do corpo. Mas a medicina hipocrática continua sendo holística e preocupada com a interpretação das mudanças de humores.

O humoralismo trouxe com ele dois temas relacionados e constantes na medicina ocidental: equilíbrio e moderação. Os hipocráticos viam a saúde como resultado do equilíbrio perfeito dos humores. O desequilíbrio, muito ou pouco de um ou mais deles, ou uma qualidade imperfeita (frequentemente descrita como corrupção) de um deles produzia doença. Às vezes, o corpo era visto como um tipo de forno, e as metáforas com cozinha eram usadas com frequência nas descrições hipocráticas de doenças. Na doença, excreções – pus, suor, muco expectorado, urina concentrada, vômito e diarreia – eram interpretadas como produto de mecanismos de defesa natural. O corpo muitas vezes cozinhava, ou confeccionava, humores corrompidos ou excessivos, para possibilitar a melhor eliminação dos humores excedentes ou prejudiciais e restaurar o equilíbrio.

Os hipocráticos interpretavam essa observação à beira do leito – do corpo se livrando dos humores – como evidência do que chamavam *vix medicatrix nature*, o poder de cura da natureza. Essa doutrina tem sido debatida há tempos na medicina, e foi codificada no século XIX com o conceito de "doença autolimitada". A poderosa medicina moderna é facilmente capaz de se adaptar a isso: a maioria das doenças, tratadas ou não, é autolimitada. Tratar os sintomas de um resfriado, por exemplo, pode fazer a pessoa se sentir melhor, mas nunca atinge realmente a causa, que, no devido tempo, geralmente o próprio corpo se ocupa de resolver. Todos os médicos sabem disso, mas também sabem que os remédios que fazem o paciente se sentir melhor são frequentemente interpretados como curativos. *Post hoc, ergo propter hoc:* "depois disso, logo, causado por isso": grande parte da medicina clínica sempre contou com essa falácia.

Os hipocráticos eram mais modestos e a doutrina do poder de cura da natureza deu origem a dois de seus mais importantes aforismos: "São as forças da natureza que curam as doenças", e "No que se refere às doenças, tenha dois hábitos: ajudar ou pelo menos não atrapalhar". Assim, a terapia tinha como objetivo primário auxiliar o corpo do paciente a fazer seu trabalho "natural". Alguns dos procedimentos utilizados por eles chocam-se com o sentimento moderno. A sangria, por exemplo, tinha uma base lógica, já que a inflamação tópica, ou o rubor da febre, era facilmente interpretada como evidência de que o corpo tinha muito sangue e, logo, precisava de ajuda para se livrar dele. A sangria é uma das terapias mais antigas e contínuas, e também a que é mais utilizada como exemplo da barbaridade rudimentar da medicina até o período moderno. Ela continuou sendo um dos pilares da terapêutica até meados do século XIX e foi abandonada apenas gradual e relutantemente pela massa de médicos. Os pacientes muitas vezes solicitavam a sangria, e muitos deles relataram terem sido ajudados pelo método, tanto que, às vezes, o médico a interrompia apenas quando o paciente estava a ponto de desmaiar. Como diz outro aforismo hipocrático: "Para doenças extremas, os tratamentos extremos são os mais eficazes", muitas vezes sendo mais impetuoso: "Doenças perigosas exigem remédios perigosos".

Em geral, no entanto, a terapia humoral era mista, e incluía dieta, exercícios, massagem e outras modalidades focadas nas necessidades individuais de cada paciente. Esse individualismo holístico era a característica central de sua prática médica. Embora os escritos hipocráticos contenham a descrição de muitas doenças nas quais podemos colocar rótulos modernos, eles nunca separavam a doença daquele que dela padecia. Dessa forma, embora possamos encontrar relatos de doenças que poderíamos chamar de consumpção (tuberculose), derrame cerebral, malária, epilepsia, histeria e disenteria, eles são apresentados como eventos que aconteceram com pessoas em particular. Essas experiências eram usadas para se chegar a generalizações sobre como lidar com as doenças, apresentadas como aforismos e o que chamaríamos de "pérolas clínicas". Seu esquema explicativo humoral sempre os estimulou a adaptar tratamentos particulares a casos singulares.

Os hipocráticos também sabiam muito bem que doenças às vezes se propagavam em uma comunidade, afetando velhos e jovens, ricos e pobres, magros e gordos, homens e mulheres: atributos que, à beira do leito, eles se esforçavam para levar em consideração ao fazer um diagnóstico ou recomendar um regime terapêutico. Em dois tratados particularmente influentes, uma série de livros chamada *Epidemias* e um intitulado

Ares, águas e lugares, os escritores hipocráticos ofereciam reflexões sobre esses aspectos mais amplos das doenças. *Ares, águas e lugares* é a declaração de base do ambientalismo moderno, especialmente de como ele se relaciona com a saúde e a doença. Nele, havia conselhos sobre onde construir casas (solo bem drenado, protegida de ventos gelados), e analisava a saúde das comunidades considerando os fatores ambientais que agiam sobre seus moradores. Como a maior parte do pensamento médico e biológico até o século XIX, ele seguia o que hoje é chamado (de maneira anacrônica) de "lamarquismo", ou seja, os hipocráticos acreditavam que fatores ambientais podiam mudar as características básicas dos seres humanos (cor da pele, forma do corpo, e assim por diante), e que essas mudanças podiam ser transmitidas à prole. Essa é uma filosofia otimista da maleabilidade humana, em harmonia com a confiança geral dos hipocráticos de que seu regime terapêutico tinha muito a oferecer aos pacientes. Ao mesmo tempo, seus escritos são cheios de ocasiões em que a experiência mostrou que a doença estava tão avançada ou era tão grave que havia pouco a ser feito.

Repercussões hipocráticas mais amplas

Os humores forneceram um esquema teórico que durou. Ainda utilizamos a ideia dos temperamentos no discurso espontâneo ("uma pessoa naturalmente sanguínea", "normalmente melancólico"), e os eixos quente-frio, úmido-seco dos humores regulam como vemos reclamações comuns. A crença popular diz que pegamos resfriados por sairmos com a cabeça desprotegida, ou ao ficarmos com os pés molhados. Médicos, que deveriam saber melhor, concordam com a concepção popular a respeito da natureza e do tratamento de resfriados, em parte porque é isso que os pacientes esperam, em parte porque poupa tempo da consulta entre paciente e médico e em parte porque médicos também são humanos. Mais recentemente, a medicina darwinista utilizou a via hipocrática *vix medicatriz natural* para questionar o tratamento de sintomas. É melhor conter a tosse ou secar as secreções nasais quando são parte de uma defesa desenvolvida pela natureza?

Grande parte do legado hipocrático foi, na verdade, transmitida ao Ocidente por meio dos escritos de Galeno, que dominaram o pensamento médico por mais de um milênio. Galeno via a si mesmo como alguém que estendia e completava o esquema dos hipocráticos. Sabemos muito mais sobre ele do que sobre qualquer outro médico da antiguidade: suas palavras conservaram-se mais do que as de qualquer outro escritor antigo – de medicina ou não, e suas obras são cheias de fragmentos autobiográficos. Ele escreveu sobre todos os aspectos da medicina: diagnóstico, terapia, regime e filosofia da medicina. Codificou a doutrina hipocrática dos humores, mas também consolidou uma dimensão experimental para a medicina. Enquanto os hipocráticos contentavam-se com a observação cuidadosa, Galeno foi muito além, oferecendo relatos anatômicos e fisiológicos do que acontecia na saúde e na doença. Ele era bom em massagear seu próprio ego, e parecia considerar que era sua a última palavra sobre praticamente tudo. Mas não podemos culpá-lo, já que a maioria dos médicos concordou com ele por mais de mil anos.

O humoralismo serviu muito bem a Galeno no que se refere à medicina à beira do leito, explicando as doenças, mas ele também desenvolveu uma complicada fisiologia para explicar funções corporais normais, que se apoiavam em espíritos (pneuma), e não em humores. Dentro desse modelo, a comida era levada ao estômago, onde era transformada em quilo. Esse quilo ia para o fígado pela veia porta, e lá era convertido em sangue permeado por pneuma natural. Parte desse sangue, então, era levado ao coração. Uma porção do sangue do coração ia para os pulmões para nutrir esse órgão essencial. Outras porções do sangue do coração passavam, por poros invisíveis, do ventrículo esquerdo ao direito, onde se misturavam a pneuma vital, adquirido dos pulmões e, em última instância, do ar respirado. Esse sangue vital depois ia, pelas artérias aorta e carótida, para o cérebro, onde passava pelos últimos refinamentos com pneuma animal, e então, através dos nervos, dava início ao movimento e às sensações.

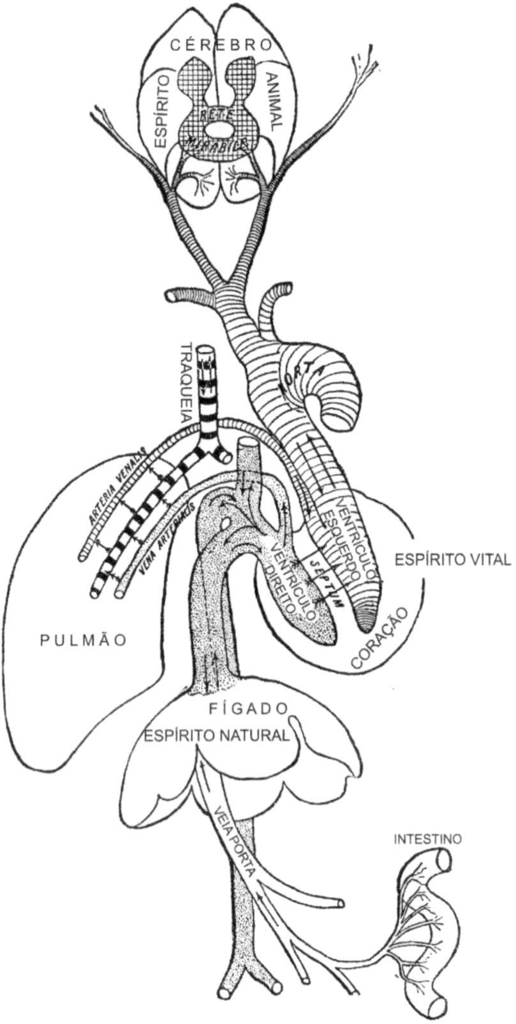

3. O "sistema fisiológico" de Galeno. Galeno explicou muitos fenômenos fisiológicos básicos atribuindo ao fígado, ao coração e ao cérebro a elaboração e a distribuição de três tipos de "espírito": o natural, o vital e o animal.

Esse modelo da fisiologia humana foi tomado como verdadeiro por mais de um milênio. O mesmo aconteceu com os comentários de Galeno sobre anatomia, frequentemente (embora não por sua culpa) proferidos com base em porcos, macacos e outros animais. Galeno não podia fazer nada em relação à proibição da dissecação de humanos, e seu único erro foi não dizer aos leitores de onde ele havia tirado o conhecimento de anatomia. Essa omissão fez com que admiradores tardios de Galeno concluíssem que o corpo humano devia ter mudado desde que seu mestre o dissecara, mas, com o tempo, ele se tornou alvo fácil para os progressistas que acreditavam no que viam com seus próprios olhos.

Mais de quinhentos anos separavam Hipócrates de Galeno e, é claro, existiram muitos médicos e sistemas de tratamento em andamento entre eles. Um grupo de médicos em Roma enfatizava a massagem, banhos quentes ou frios, e outras terapias para relaxar ou contrair os poros do corpo, considerando seu estado não natural de tensão como causa de doenças. Outros médicos adotaram sua própria abordagem ao diagnóstico e tratamento. Alguns desses sistemas alternativos sobreviveram à dominância de Galeno, mas Galeno atravessou o milênio que sucedeu sua morte de forma mais abrangente do que Hipócrates o fez nos séculos que se seguiram depois que seus seguidores pararam de escrever. Essas dimensões médicas valem ser estudadas por seu próprio valor, mas a medicina grega como um todo deixou três princípios básicos que formaram a medicina até o período moderno.

O primeiro princípio, como já vimos, foi o humoralismo. O segundo foi a base botânica da maioria dos medicamentos. Os médicos procuravam no reino botânico por remédios que combatessem doenças. Um deles organizou a antiga farmacopeia de uma forma que os outros acharam úteis durante séculos. Dioscórides (fl. ca. 40-80) escreveu o tratado *De materia medica*, que incorporava os escritos médico-botânicos de autores anteriores, mas também incluía muita coisa que ele mesmo havia descoberto sobre plantas e suas qualidades medicinais. Embora ele tenha descrito alguns produtos animais, as plantas dominavam, assim como o fizeram para a maioria dos outros médicos da antiguidade e períodos posteriores. As plantas podiam propiciar substâncias capazes de estimular o suor, induzir vômito ou expurgação, causar sono ou controlar dor. Muitas preparações botânicas, tais como o ópio e o heléboro, tinham muita força, mas, diferente do conteúdo teórico central da medicina antiga, as plantas têm distribuições geográficas distintas, e a busca por elas significou que os médicos que vieram depois tiveram que fazer sua própria busca nas florestas e vegetação local. Quem tivesse uma planta específica em sua região poderia fornecer àqueles que não tinham, e assim a importação e exportação de remédios tornou-se um negócio ativo nos séculos seguintes. Galeno incorporou muito da obra de Dioscórides em seus próprios e volumosos escritos e o *De materia medica* ainda era valorizado na Renascença.

O terceiro legado – uma abordagem secular à doença – era mais fugaz, mas ainda assim importante. Tanto a religião quanto a magia continuavam a influenciar o pensamento de médicos e de leigos sobre saúde e doença. E ainda influenciam. Mas os terapeutas antigos, cujos escritos sobreviveram e eram valorizados, acreditavam que a doença podia ser entendida em termos naturais. Não é o mesmo que dizer que os médicos antigos não eram religiosos: Galeno tinha uma noção de monoteísmo que comentaristas mais tarde transformaram em um tipo de reconhecimento do movimento religioso que vinha ganhando terreno durante sua vida – o Cristianismo. Mas quando Hipócrates ou Galeno deparavam-se com pacientes doentes, usavam de seu próprio conhecimento e habilidades na tentativa de executar um ato de cura à cabeceira. Por isso, a doença ainda era, e é, frequentemente vivenciada dentro de um sistema religioso ou moral, vista como resultado de pecado, punição ou, como no caso de Jó, provação – por que eu?

Essas observações não negam o fato de que o sistema da medicina antiga era naturalista. A tentativa de entender o modo como o corpo funciona em situações de saúde ou doença sempre foi o que move o médico curioso e o paciente preocupado.

Capítulo 2

Medicina na teoria

O milagre da sobrevivência

Quando alguém para para pensar sobre isso, percebe que é um milagre que algo escrito na antiguidade tenha sobrevivido. Como podemos apreciar os poemas épicos homéricos, as obras de Platão e Aristóteles, ou os vinte volumes (em sua edição moderna incompleta) dos escritos de Galeno? Manuscritos eram arduamente copiados à mão em pergaminho ou outros meios, eram bens escassos e caros, e depois se sujeitavam aos estragos do tempo, à destruição da guerra, à deterioração natural ou ao simples descuido. Os itens que sobreviveram até hoje normalmente são cópias posteriores feitas séculos depois que o texto original foi escrito, preparadas por alguém que queria uma versão para si. Em geral, quanto mais apreciado era um texto, maior suas chances de sobrevivência, simplesmente porque eram feitas mais versões dele. Mas pereceram muitos mais textos da antiguidade do que os que chegaram até nós. A maior biblioteca e museu do mundo antigo ficava em Alexandria, no Egito. Abrigava dezenas de milhares de rolos e fragmentos de pergaminho, mas sofreu destruições em série e deterioração contínua a partir do século II, não passando de ruínas por volta do século VII.

Assim, devemos aos escribas anônimos de grandes famílias, estabelecimentos religiosos e cortes reais por grande parte do que sabemos a respeito dos pensamentos das pessoas que viveram há mais de dois milênios. Os escritos de Hipócrates, Galeno e outros médicos da antiguidade forneceram as bases formais da atividade médica do século XVIII. Consequentemente, o período de apreciação, preservação e comentários sobre suas obras, que caracterizam o milênio entre a queda de Roma, em 455, e o movimento que chamamos de Renascença, merece seu próprio espaço na história da medicina. Ele foi chamado de período da "medicina teórica". Nesse capítulo, devo fazer uma pequena distinção entre o Ocidente falante de latim e o Oriente poliglota, que inclui Bizâncio, o Império Islâmico e as contribuições judaicas e cristãs à vida médica nas áreas em que o Islã dominou. Os médicos desses ambientes muito distantes geográfica e culturalmente tinham uma característica em comum: uma veneração pela sabedoria dos gregos no que se refere à medicina, e um desejo de basear suas próprias teorias médicas e práticas nesses preceitos antigos. Mas, é claro, acrescentaram muita coisa no caminho.

Junto com essa contribuição essencial de acrescentar conhecimento e preservar a herança grega, essa época, do século V até a invenção da prensa móvel, também mudou fundamentalmente a natureza das estruturas médicas. Ela nos deixou três coisas importantes: o hospital, a divisão hierárquica dos médicos, e a universidade, onde as elites da medicina eram formadas.

Preservação, transmissão, adaptação

Na Europa da antiguidade tardia, a assistência médica predominava nas mãos de indivíduos sem acesso a nenhuma obra do período clássico. Tradições locais, incluindo a assistência informal, remédios mágico-religiosos e superstições dominavam, mas a visão de mundo vigente na era cristã encorajava os indivíduos a esperarem pelo fim do mundo e, em todo caso, a encararem as doenças como parte de uma providência mas ampla, como algo trivial em comparação às possíveis alegrias do mundo que viria. Os poucos médicos letrados teriam tido acesso a alguns escritos da tradição clássica dos séculos IV e V.

Caelius Aurelianus (final do século IV ou início do V) produziu uma compilação sobre doenças agudas e crônicas, amplamente baseada nas obras de um médico mais antigo, Soranus. A obra de Caelius era racional, cheia de conhecimentos médicos e sobreviveu durante o período medieval como um sumário de doenças e seus tratamentos. Ele descrevia, por exemplo, a enxaqueca, a ciática, e inúmeras outras doenças comuns. Seus tratamentos eram, em grande parte, brandos, sugerindo massagem, repouso, aquecimento e exercícios passivos para lidar com a ciática.

Várias outras obras médicas também estavam presentes no Ocidente latino: alguns trabalhos menores de Galeno, incluindo tratados falsamente atribuídos a ele, os *Aforismos* hipocráticos, além de fragmentos de alguns outros autores antigos. Porém, o centro de gravidade transferiu-se para o Oriente, para o Império Bizantino, cuja capital era Constantinopla, atual Istambul. Muitos manuscritos antigos já haviam chegado ao Oriente, e os médicos do leste cristão os haviam preservado, traduzido e comentado. A ascensão do Islã viu Bizâncio declinar em influência e território, mas essas mesmas terras, agora sob domínio islâmico, também foram significativas para a transmissão do corpus antigo da medicina.

O Islã tinha uma cultura admiravelmente poliglota, e inúmeros manuscritos gregos sobreviveram apenas nas línguas da área de conquista islâmica, especialmente árabe, persa e siríaco. Um grande movimento de tradução estava a caminho no final do século VIII, e continuou por três séculos. A tradição médica islâmica é muitas vezes vista essencialmente como um canal para a preservação e transmissão de textos gregos antigos, que foram traduzidos para as línguas do Oriente Médio, então vertidas novamente ao latim e, por fim, para línguas europeias modernas.

A medicina islâmica medieval foi, no entanto, mais do que um interlúdio. Houve também uma cultura médica fortemente versada, que não apenas reformulou as ideias da medicina grega para seu próprio contexto, mas também acrescentou novas observações, medicamentos e procedimentos. Três dos grandes nomes da medicina islâmica, Rasis (ca. 865-925/932), Avicena (980-1037) e Averróis (1126-1198), atravessaram quase quatro séculos e, ao todo, produziram um conjunto de obras que assimilaram as ideias gregas e a transmitiram, devidamente transformadas, de volta para o Ocidente. Todos eram homens de amplos interesses. Rasis, que atuou onde hoje é o Irã, escreveu sobre alquimia, música e filosofia, mas sua prática médica era extensa e sua perspicácia para fazer diagnósticos foi muito admirada durante o período em que viveu. Ele distinguiu a varíola do sarampo pela primeira vez (considerando o sarampo uma doença mais grave), e dava sábios conselhos médicos a viajantes.

Como Rasis, Avicena (Ibn Sina) era um homem de múltiplos interesses fora da medicina. Aristóteles era sua influência filosófica dominante e infundiu-se em seus escritos sobre medicina. Um jovem precoce, Avicena produziu mais de 250 títulos no decorrer de uma vida aventureira. Seu *Cânon da Medicina* (*Al-Quanun fi l-tibb*) foi descrito como o tratado médico mais estudado de todos os tempos, e seus cinco livros cobrem toda a teoria da medicina, tratamentos e cuidados com a higiene, assim como as dimensões cirúrgicas e farmacológicas associadas à prática médica. Como Galeno, Avicena foi um homem inteligente que não hesitou em falar a seus leitores sobre seus talentos, mas o *Cânon* assimila e agrupa de modo brilhante a sabedoria médica grega e a experiência islâmica de uma forma lógica e bem organizada. Foi ideal como um livro de referência completo sobre medicina, e por isso foi usado por muito tempo na Europa, traduzido para o latim, e continua a ser indicado a estudantes de medicina *unani tibb* (tradicional islâmica).

Averróis (Ibn Rush), versado em filosofia aristotélica assim como Avicena, trabalhou na Espanha islâmica e no Marrocos. Sua principal obra de medicina (ele também publicou obras sobre filosofia, astronomia e jurisprudência) foi uma enciclopédia no estilo do *Cânon* de Avicena. Traduzido várias vezes para o inglês como *The Book of Universals* ou *Generalities of Medicine*, o livro de Avicena, dividido em sete seções, cobriu toda a variedade da medicina, da anatomia à terapia. A tradução para o latim apresentou uma síntese galênica-aristotélica a várias gerações de médicos europeus no final da Idade Média.

Da mesma forma que os médicos islâmicos instituíram um programa de tradução de textos antigos para línguas do Oriente Médio, o processo de tradução de volta ao latim foi iniciado por Constantino, o Africano (morto antes de 1098), e continuado por muitos outros estudiosos. Esses textos recém-disponíveis em latim formaram a base do currículo das primeiras escolas de medicina da Europa, começando com a famosa escola de Salerno, no sul da Itália, estabelecida por volta de 1080, e adotados por universidades medievais durante os séculos seguintes.

Hospitais, universidade, médicos

Dependendo do que é considerado um "hospital", essa importante instituição da modernidade pode ter vários inícios. Os romanos usavam prédios especiais chamados *Valetudinárias* (da mesma raiz da palavra em português para alguém abatido, valetudinário) para abrigar e cuidar de soldados feridos e enfermos. Sabe-se de um que datava de 9 d.C. Um pouco antes, os escravos também eram colocados juntos quando estavam doentes, um reflexo de seu valor. Essas estruturas eram pragmaticamente projetadas para conter um número de camas e aparatos relacionados, mas também eram geralmente relacionados à necessidade de uma situação particular ou surto de doença e não eram concebidas como instituições permanentes no sentido moderno.

Nossa palavra "hospital" vem da mesma raiz que as palavras hospitalidade e hotel. Na cristandade, os primeiros hospitais eram estabelecimentos religiosos, mantidos por ordens religiosas e disponíveis como locais de refúgio ou hospitalidade para peregrinos, mas também para os necessitados. Sua função não era explicitamente médica, embora (como os monastérios e conventos) o "hospital" também pudesse conter uma "enfermaria" (local para os doentes, ou enfermos) onde aqueles com necessidades médicas específicas podiam ser tratados. Mais comuns e maiores no Oriente Próximo (Jerusalém tinha um com duzentos leitos por volta de 550) do que no Ocidente latino, eles gradualmente começaram a pontuar no cenário da Europa dos dias de hoje. Muitos dos hospitais europeus famosos da atualidade datam dos tempos medievais e seus nomes indicam as origens religiosas: Hôtel Dieu, em Paris, St. Bartholomew's Hospital, em Londres, Sta. Maria Nova, em Florença.

Em terras islâmicas, os hospitais também chegaram a ter tamanho e importância consideráveis por volta do século XI. Às vezes, tinham divisões especiais, tais como alas para pacientes que sofriam de doenças oftalmológicas, ou para os doentes mentais, e atraíam estudantes com desejo de aprender a praticar medicina. É provável que essas instalações fossem mais evidentemente "médicas" do que sua contraparte cristã, mas compartilhavam da mesma medida de filantropia e caridade e, em tempos de epidemia, a mesma função de isolamento e segregação. Líderes comunitários utilizavam os hospitais para duas doenças em particular: peste bubônica e lepra. Muitas vezes chamados de "lazaretos" – de Lázaro, o pobre homem cujas feridas foram lambidas por cachorros na parábola de Jesus no Evangelho de Lucas – esses hospitais de isolamento foram adaptados para a peste depois da Peste Negra, tendo sido anteriormente usados para pessoas diagnosticadas como leprosos. Nenhuma doença representa melhor do que a lepra a combinação de brutalidade e amor do mundo cristão medieval. O próprio diagnóstico, muitas vezes para condições a que os médicos modernos dariam outro nome, carregava consigo o total ostracismo social e morte legal, permitindo até o divórcio por parte do cônjuge do portador da doença. As vítimas eram condenadas a uma vida de isolamento e súplica, geralmente confinadas a um lazareto e obrigadas a andar com um chocalho quando saíam, de modo que os transeuntes fossem alertados da aproximação de uma fonte de contágio físico (e moral). Ao mesmo tempo, alguns monges, freiras e outros indivíduos com motivação religiosa viviam com liberdade entre esses párias e devotavam suas vidas a eles.

O diagnóstico de lepra foi comum dos séculos XII ao XIV na maior parte da Europa, e o declínio da doença pode ter sido catalisado pelo fato de que, vivendo juntas e confinadas em alojamentos, as pessoas eram particularmente vulneráveis à Peste Negra e às repetidas epidemias que se seguiram. Uma série de hospitais que cuidavam de indivíduos

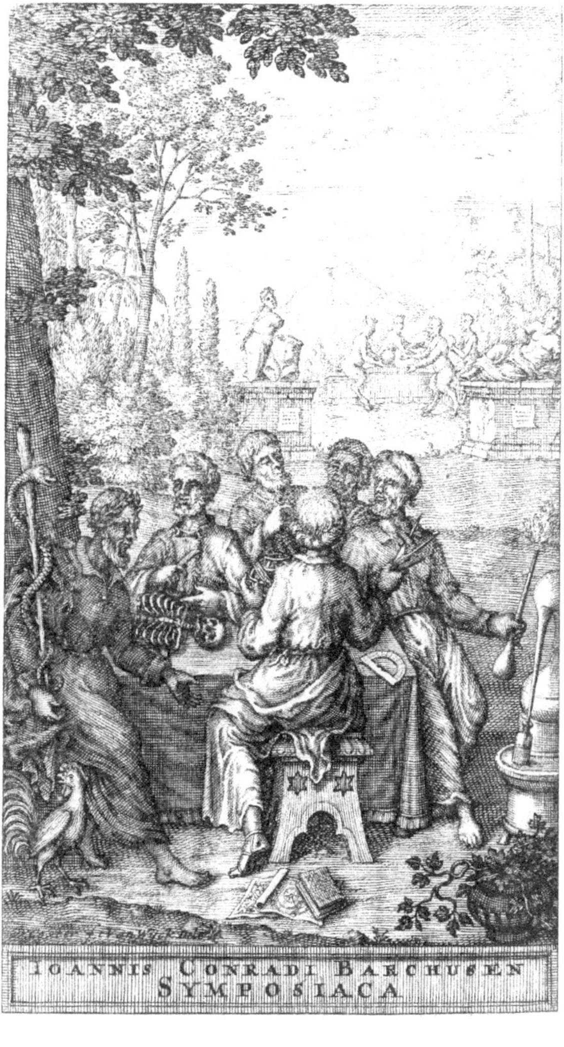

4. Personagens clássicas da medicina. Essa imagem da Idade Moderna, no estilo clássico, mostra Esculápio à esquerda, segurando um caduceu, e Galeno examinando um esqueleto.

com lepra foram transformados em hospitais para vítimas da peste praticamente pelos mesmos motivos, com a diferença que a peste era uma doença aguda, da qual alguns se recuperavam, e a lepra era uma doença crônica, e quase sempre uma sentença para toda a vida. Os hospitais para vítimas da peste, especialmente no sul da Europa, foram convertidos a outros usos médicos depois que a doença desapareceu da Europa no século XVII. No Oriente Médio, onde a peste continuou a existir, foram mantidos como locais para deixar viajantes e outras pessoas em trânsito em quarentena quando a peste estivesse próxima.

Outra instituição medieval importante para a medicina foi a universidade. A escola de medicina de Salerno, do final do século XI, era apenas isto: uma escola para formar médicos. Alguns séculos depois, transformou-se em uma universidade. Nesse meio tempo, várias outras foram fundadas na Europa, começando com a de Bolonha (fundada ca. 1180), e seguida pelas de Paris (1200), Oxford (1200) e Salamanca (ca. 1218). No final do século XV, existiam cinquenta na Europa, pontuando norte, sul, leste e oeste. Uma universidade tem diferentes faculdades, e a maioria delas tinha desde o início, ou desenvolveu, faculdades de medicina, para complementar as de artes, filosofia (incluindo o que poderíamos chamar de ciências), teologia e direito. Embora muitas das faculdades de medicina fossem bem pequenas, e o número de alunos fosse minúsculo, o movimento deu origem à medicina erudita e aos médicos com formação universitária. Isso representou a quintessência da "medicina teórica", já que o ensino inicialmente era baseado em textos de autores clássicos e islâmicos. As discussões, e não o treinamento prático ou o experimento, eram o ponto-chave.

Uma consequência que veio com os médicos recém-formados foi a formalização da hierarquia ocupacional dentro da medicina, que persistiu até o século XIX. Com a custosa e longa educação que as universidades ofereciam veio o status distinto de que os médicos sempre se orgulharam (até a década passada, membros do Colégio Real de Médicos de Londres não podiam exigir a devolução de taxas). Como aristocratas, o trabalho manual não estava à sua altura. Esse era o tipo de trabalho do cirurgião e do boticário, nichos ocupacionais que já existiam, mas foram mais formalmente fixados com a chegada das universidades. Cirurgiões e boticários eram treinados pelo sistema de aprendizagem, ou aprendiam seu ofício na informalidade ao se associarem a um praticante mais velho. Era a forma hipocrática, mas começou a adquirir um status social (e, geralmente, econômico) mais baixo quando comparado a médicos que podiam ler latim e discutir a precisão de Galeno e Avicena.

Havia, sem dúvidas, alguns cirurgiões com passagem pela universidade, e, tanto entre cirurgiões quanto boticários, indivíduos com conhecimento e riqueza. As fronteiras nem sempre eram fixas e, no interior, muitos médicos confeccionavam seus próprios medicamentos e executavam cirurgias. Em outras palavras, atuavam como clínicos-gerais. Em áreas urbanas, no entanto, as divisões eram mantidas e reguladas por grupos de médicos ou pela universidade. Os cirurgiões em áreas urbanas quase sempre estabeleciam corporações do mesmo nível daquelas que regulamentavam outras ocupações manuais, como as de açougueiros, padeiros, ou produtores de velas. A regulamentação médica era incompleta, mas a imagem das hierarquias ocupacionais continuou sendo parte da percepção pública até que novos desenvolvimentos no conhecimento de medicina também mudaram o que os médicos podiam fazer.

A descoberta da anatomia

Galeno e muitos outros autores árabes e da antiguidade foram muito bem-sucedidos ao falar sobre as estruturas e funções internas do corpo humano. Desde então, as autópsias ocasionais, executadas em sua maioria quando uma pessoa importante morria de forma repentina ou sob circunstâncias suspeitas, revelaram mais sobre como é o corpo quando aberto. Por isso, foi um passo ousado quando as faculdades de medicina começaram gradualmente a fazer demonstrações públicas de corpos dissecados no século XIV.

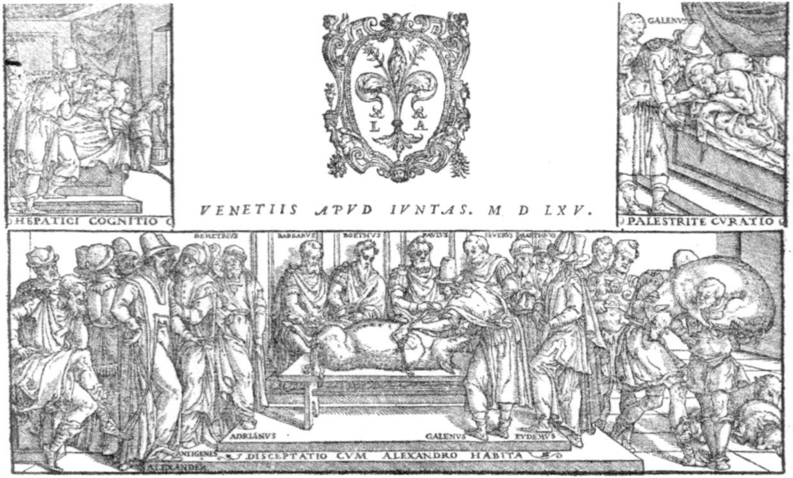

5. Galeno trabalhando. Essa ilustração, retirada de uma edição de 1565 de sua obra, reforça de forma sutil o fato de que parte do conhecimento que ele tinha sobre anatomia foi originada pela dissecação de porcos. Embora muitas das figuras clássicas pareçam estar desinteressadas, a composição faz referência à uma dissecação pública típica do Renascimento.

Frequentemente, um dissecador abria o cadáver (muitas vezes de um criminoso executado) enquanto o professor lia passagens relevantes de Galeno ou outra autoridade. Essas "anatomias", como era chamado o processo como um todo, eram marcadas para os meses de inverno, quando o clima mais frio retardava a putrefação do corpo. A ordem de exposição das partes internas também era ditada pela velocidade de decomposição: primeiro o abdome, seguido pelo conteúdo do tórax, o cérebro e finalmente os membros.

A primeira dissecação pública de que se tem registro foi feita em Bolonha, por volta de 1315, por Mondino de'Liuzzi (ca. 1270-1326), que também escreveu o primeiro livro moderno dedicado à anatomia, por volta de 1316. Levou quase um século para as dissecações se tornarem relativamente comuns, uma combinação da dificuldade em se obter cadáveres, e da inclinação para a teoria da maior parte da formação em medicina. A partir do século XV, no entanto, o ritmo se acelerou, existindo um maior número de dissecações e de trabalhos dedicados à anatomia humana. Artistas da Renascença queriam ver como era o corpo humano tanto do lado de fora quanto de dentro; os desenhos anatômicos de Leonardo da Vinci (1452-1519) são alguns dos mais famosos no período, embora tenham permanecido praticamente desconhecidos, e, assim, não exerceram nenhuma influência.

O maior entre os primeiros anatomistas foi Andreas Vesalius (1514-1564), nascido na Bélgica, mas professor de anatomia e cirurgia em Pádua. Seu maior trabalho *De humani corporis fabrica* (1543: "sobre a estrutura do corpo humano") é o primeiro livro de medicina em que as ilustrações são mais importantes do que o texto.

O que Vesalius – ele mesmo um dissecador fervoroso e não um simples leitor de Galeno – notou, foi que o corpo humano nem sempre era como Galeno o havia descrito. Embora outros tenham feito isso antes, Vesalius não apenas disse – timidamente no início, e de modo mais convincente quando ganhou confiança – mas demonstrou por meio das magníficas gravuras que acompanhavam seu grande livro. As paredes musculares entre os lados direito e esquerdo do

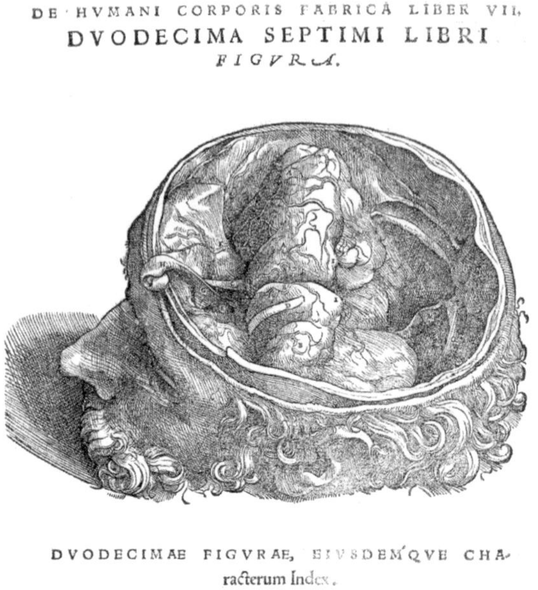

6. Além dos famosos homens musculosos, a obra *Fabrica* (1543), de Vesalius, retratava outras partes do corpo humano, sempre representadas de forma dramática.

coração, por exemplo, eram densas, não permitindo que o sangue passasse através delas como dizia a fisiologia de Galeno. O fígado humano não tinha os quatro ou cinco lobos que Galeno havia determinado (ao dissecar porcos e outros animais); o esterno, o útero e muitas outras estruturas anatômicas foram precisamente descritos por Vesalius pela primeira vez.

Dividimos a história da anatomia em pré-vesaliana e pós-vesaliana, com Vesalius como sustentáculo. Essa divisão provavelmente exagera o impacto imediato do livro de Vesalius, já que ele deixou Pádua e a anatomia pouco tempo depois de sua publicação, em troca de um trabalho rentável na corte espanhola. Por volta do século XVI, no entanto, a revolução anatômica já estava a caminho, e o desejo de ver por conta própria em vez de depositar uma confiança ingênua nos mais antigos estava bastante difundido.

A anatomia foi a rainha das ciências médicas por cerca de três séculos, e nenhum ramo do conhecimento médico se beneficiou mais com aquele catalisador de mudanças sociais e intelectuais – a prensa tipográfica. Um artesão alemão, Johannes Gutenberg (ca. 1400-1468), introduziu a prensa de tipos móveis na Europa por volta de 1439 (ela já existia na China). O impacto em todos os aspectos da vida humana foi enorme. Livros médicos foram bem representados entre os primeiros incunábulos (livros impressos antes de 1501), embora bíblias, obras de teologia, e edições e traduções de autores antigos ainda dominassem. Dessa forma, os livros podiam ser produzidos em massa, e até médicos comuns podiam ter alguns deles.

Além dos textos, xilogravuras ou outros tipos de gravuras permitiam que os livros fossem ilustrados de forma que as pessoas podiam não apenas ler sobre o corpo humano, mas também ver suas partes exibidas na página. *De Fabrica* de Vesalius não foi o primeiro livro ilustrado de anatomia, mas estabeleceu padrões para representações artísticas dramáticas assim como para a precisão anatômica. Durante os séculos seguintes, livros de anatomia cristalizaram um profundo paradoxo no início da medicina moderna. A anatomia era um aspecto da atividade médica que gerava repulsa por parte de muitas pessoas: a dissecação era vista como algo moralmente degradante, repugnante e cruel. Com o tempo, acabou levando a um comércio de corpos por meios ilegais, geralmente o roubo de túmulos, mas às vezes até assassinato. Sem dúvida havia o problema do mau cheiro antes do aprimoramento dos métodos de preservação, embora o odor enjoativo do formaldeído fizesse com os estudantes de medicina fossem facilmente identificados na rua, pois impregnava suas roupas e pele.

A dissecação era, então, ruim para a imagem pública da medicina. Ela também foi tema de livros ilustrados elaborados, caros e muito bem-produzidos, que tinham como foco de mercado os especialistas. Para os estudantes de medicina,

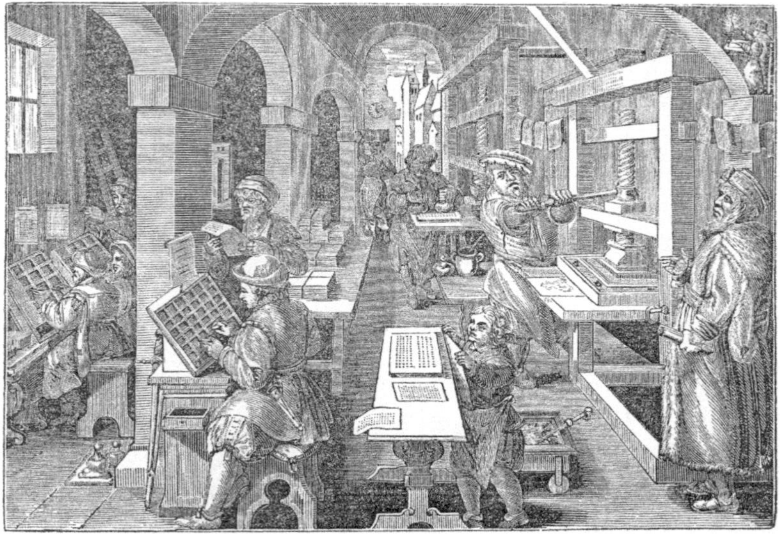

7. Essa xilogravura vitoriana feita por Stradanus por volta de 1580 mostra os diversos estágios da produção de um livro, incluindo a composição de tipos, a aplicação da tinta, a impressão e a revisão de provas.

havia livros menores com ilustrações grosseiras e preços correspondentes. Nenhuma outra disciplina dentro da medicina combinava dessa forma a arte e a ciência, ou o conhecimento e a apresentação. Cada vez mais, até aspirantes a médicos dissecavam, deixando a curiosidade se sobrepor às pretensões cavalheirescas. Muitos dos grandes nomes do início da anatomia moderna – Gabriele Fallopio (1523-1562), Fabricius ab Acquapendente (1533-1619), Frederik Ruysch (1638-1731), William Cheselden (1688-1752),William Hunter (1718-1783) – estiveram ligados à cirurgia ou obstetrícia, mas médicos curiosos como William Harvey (1578-1657), também colocaram as mãos em suas pesquisas. O grande tratado de Harvey anunciando sua descoberta a respeito da circulação do sangue (1628) é, efetivamente, intitulada "exercício anatômico" sobre *de Motu Cordis* (sobre o movimento do coração).

Dada a natureza da prática médica (e até cirúrgica) no período, médicos aprendiam mais sobre anatomia do que realmente podiam utilizar. Mas as partes do corpo eram palpáveis, e era mais fácil concordar no que diz respeito a uma estrutura anatômica do que sobre algum detalhe teórico. Além disso, a anatomia era uma disciplina na qual o progresso era perceptível. Novas partes estavam sendo descritas com certa regularidade, como os vasos linfáticos, as válvulas das veias, ou o "círculo de Willis" – a anastomose arterial na base do cérebro, assim chamado em homenagem a Thomas Willis (1621-1675). No início do século XVII, alguns anatomistas teriam concordado com Galeno, e na "batalha dos livros", aquele amplo debate cobrindo todos os campos do conhecimento natural sobre quem sabia mais sobre o mundo em que vivemos – os antigos ou os modernos –, a anatomia era um campo no qual os modernos ganhavam facilmente.

O químico, o físico e o clínico

O efeito de libertação de poder ver com os próprios olhos tocou muitos aspectos da medicina assim como a filosofia natural. A Renascença coincidiu com o período que mais tarde os historiadores chamaram de Revolução Científica, que influenciou a medicina, a astronomia, a cosmologia, a física e outras ciências. As duas ciências naturais que mais tiveram efeito sobre a medicina foram a química e a física.

O movimento da química dentro da medicina tinha suas próprias raízes em um excêntrico gênio suíço, Paracelso (ca. 1493-1541). Era assim que ele era conhecido por seus seguidores, seu nome completo, Theophrastus Philippus Aureolus Bombastus von Hohenheim, era muito complicado. A história de que ele queria que o nome que adotou significasse "maior do que Celso", o autor romano que escreveu um influente compêndio sobre medicina, provavelmente não passa de um mito, mas incorpora um ou duas características surpreendentes e influentes de sua carreira cheia de altos e baixos. Ele era apaixonado pelo fato de que a medicina (e a ciência) precisou ter seus princípios de base estabelecidos novamente pelos modernos. Ele não via muita utilidade na sabedoria de Hipócrates ou Galeno e queimou publicamente um dos livros do último em uma manifestação rebelde durante seu (breve) período como professor na Basileia. Embora provavelmente não tenha se convertido ao novo Protestantismo, Paracelso foi obviamente influenciado pela efervescência intelectual e emocional do movimento que Martinho Lutero inaugurou formalmente. Paracelso disse repetidas vezes que o aprendizado deveria vir da natureza, não dos livros, embora isso não o tenha impedido de escrever dezenas de livros, muitos dos quais foram impressos enquanto ainda estava vivo. Talvez ele quisesse dizer que o aprendizado deveria vir de *seus* livros, e não daqueles de seus predecessores.

Sua segunda contribuição foi a ênfase na química como forma de entender como o corpo humano funciona, e como fonte de drogas para tratar doenças. Ele usou metais, como mercúrio e arsênio, tanto quanto os tradicionais medicamentos à base de plantas, e seus seguidores, os iatroquímicos (literalmente, médicos químicos), continuaram seguindo seus passos. Sua noção de doença como algo externo ao corpo às vezes é descrita de forma incorreta como precursora da teoria microbiana, mas na verdade era arraigada em suas noções místicas e alquímicas sobre a forma como a natureza opera. O pensamento desse indivíduo peculiar provocou controvérsias durante e depois de sua vida. Seus seguidores, os quais existiram em grande número por mais de um século, tentaram reescrever a teoria e a prática da medicina em uma linguagem química.

Outro grupo, os iatrofísicos, um pouco mais tarde, inspirados nos triunfos da astronomia e da física, viam o corpo como um maravilhoso dispositivo mecânico. Enquanto os iatroquímicos consideravam a digestão um processo químico, os iatrofísicos a viam como um processo mecânico de moagem. Os seguidores da iatrofísica analisaram o movimento muscular, calculando as forças geradas pela contração, e procuraram representar a fisiologia humana de forma matemática, sempre que possível. Seu herói era Galileu, e mais tarde Newton, homens que substituíram a visão do universo por um modelo muito mais poderoso, no qual matéria e força eram os elementos importantes a serem calculados. Durante o século XVIII, a noção de gravidade de Newton como uma força que se estendia por todo o universo e explicava tanta coisa, foi um incentivo para os médicos buscarem princípios similares na medicina.

A nova relação com a investigação introduziu um período de muita efervescência dentro da medicina (e da ciência). Surgiram muitas teorias, e o otimismo prevaleceu. A abordagem ao entendimento da saúde e da doença alterou-se drasticamente, mas as mudanças no que os médicos realmente faziam para tratar os pacientes foi menos surpreendente. Certamente, os produtos químicos introduzidos por Paracelso e seus seguidores eram, em sua maioria, novos, e o predomínio da sífilis fez com que o mercúrio tivesse uma presença importante na medicina. A sífilis havia se espalhado pela Europa nos anos de 1490. Por ter aparecido pela primeira vez em Nápoles, por onde passaram alguns dos mercenários espanhóis que estiveram com Colombo no Novo Mundo, a suposição de que se tratava de uma nova doença importada com Colombo transformou-se em uma conclusão natural. Historiadores ainda discutem essa hipótese, mas de fato a sífilis, no final do século XIV e início do XV, comportou-se como uma nova doença em termos de virulência e velocidade de disseminação. Devido à erupção cutânea causada pela doença, o mercúrio, tratamento padrão para doenças de pele, foi utilizado e pareceu eficiente na supressão dos sintomas, mesmo sendo tóxico para o paciente, provocando salivação intensa, perda de dentes, e outros efeitos colaterais. O odor metálico no hálito do paciente era difícil de disfarçar, e embora papas, artistas e médicos tenham sofrido da doença, desde cedo suspeitou-se que a transmissão pudesse ocorrer através do contato sexual (as lesões nos genitais normalmente eram o primeiro sinal), e a introdução de casca de

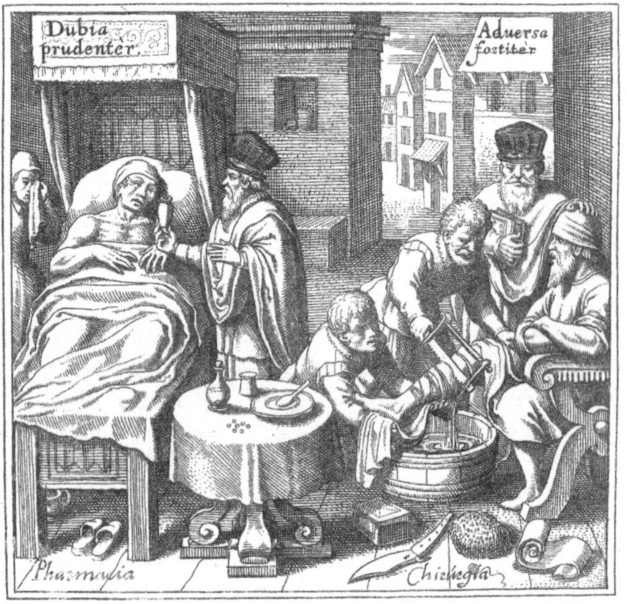

8. A diferença de posição social e de funções médicas entre o médico e o cirurgião são retratadas nessa gravura de 1646. Nessas duas cenas, o médico, vestido formalmente à esquerda, dá um medicamento a um homem enfermo na cama; à direita, supervisiona o cirurgião, vestido de forma mais grosseira, que amputa a perna de um homem.

guaiaco, árvore da América do Sul, logo tornou-se a terapia preferida daqueles que podiam pagar por ela. Isso reforçou a ideia de que a sífilis havia vindo do Novo Mundo, supondo-se que Deus colocava os remédios perto das origens das doenças, para nos encorajar a procurar por eles.

Apesar dessas novas doenças e remédios, Hipócrates não se surpreenderia com a maior parte da assistência médica fornecida aos doentes. Sangria, eméticos (para provocar o vômito), purgantes (para induzir a evacuação) e uma gama de remédios associados ao humoralismo continuavam sendo a base para os médicos. De fato, enquanto a estrela de Galeno esvaneceu, a de Hipócrates ainda brilhava. Entre os clínicos do século XVII, Thomas Sydenham (1624-1689) ainda era respeitado. Chamado de "Hipócrates inglês", ele procurava transformar a medicina novamente na arte empírica que ele identificava com o Pai da Medicina. A medicina, ele escreveu, deveria se preocupar com detalhadas descrições clínicas de doenças (ele deixou relatos gráficos sobre gota, histeria e varíola, entre outras). Com a segurança de diagnosticar de forma correta uma doença os remédios podiam ser procurados de forma empírica. Ele contribuiu positivamente na defesa de outro remédio do Novo Mundo, a quinina (às vezes denominada casca peruana ou casca jesuíta , refletindo sua origem), no tratamento de febres intermitentes.

A experiência de Sydenham com a quinina mudou todo o conceito da doença. Embora ele ainda estivesse confortável com os humores hipocráticos, a quinina parecia eliminar por completo febres intermitentes. Ela parecia ser *específica*, extremamente eficiente contra essa doença em todos os pacientes. Isso o estimulou a acreditar que as doenças podiam ser classificadas, como os botânicos classificam as plantas, e que a variação de uma doença e seus sintomas em um indivíduo era casual, como as diferenças entre violetas e outras flores. Ele escreveu:

> A natureza, na produção da doença, é uniforme e consistente, tanto que a mesma doença em diferentes pessoas apresenta os mesmos sintomas em geral; um fenômeno idêntico pode

ser observado na doença de um Sócrates e na doença de um idiota.

A reflexão de Sydenham pode ser vista como um tipo de momento crucial no pensamento clínico. Ela estimulou os médicos das gerações seguintes a classificar doenças e, mais importante, deu início ao processo moderno de diferenciar a doença da pessoa que sofre dela e de identificar as características universais de cada tipo de doença, o que poderia fazer uma terapia específica ter sentido. Ironicamente, Sydenham nunca viu a si mesmo como nada além de um bom hipocrático, mas seu pensamento levantou o dilema médico moderno: como continuar acreditando no individualismo de cada paciente e ainda assim aplicar as descobertas mais gerais de um diagnóstico e uma terapia de base científica.

Medicina esclarecida?

Sydenham teve uma boa reputação no século seguinte à sua morte. Suas obras foram originalmente publicadas em latim, que ainda era a língua franca, mas também apareceram muitas edições traduzidas para o inglês, francês, alemão, espanhol e outras línguas europeias. Dizem que o professor de medicina mais famoso do século XVIII, Hermann Boerhaave (1668-1738), nunca mencionava Sydenham em suas aulas sem levantar o chapéu em saudação. Boerhaave foi a principal figura da Universidade de Leiden por mais de quarenta anos, e seus alunos vieram de toda a Europa e influenciaram iniciativas educacionais em Edimburgo, Viena, Gottingen, Genebra e em diversos locais.

Intelectualmente, Boerhaave era eclético, tirando suas ideias sobre medicina da química, física, botânica e outras disciplinas, mas também tinha um bom senso espetacular e perspicácia nos diagnósticos. Tanto suas aulas como os ensinamentos à beira do leito eram famosos. Ele tinha um grande consultório particular, incluindo, como ainda era comum, consultas por meio postal, atendendo tanto médicos intrigados quanto pacientes preocupados. De igual importância,

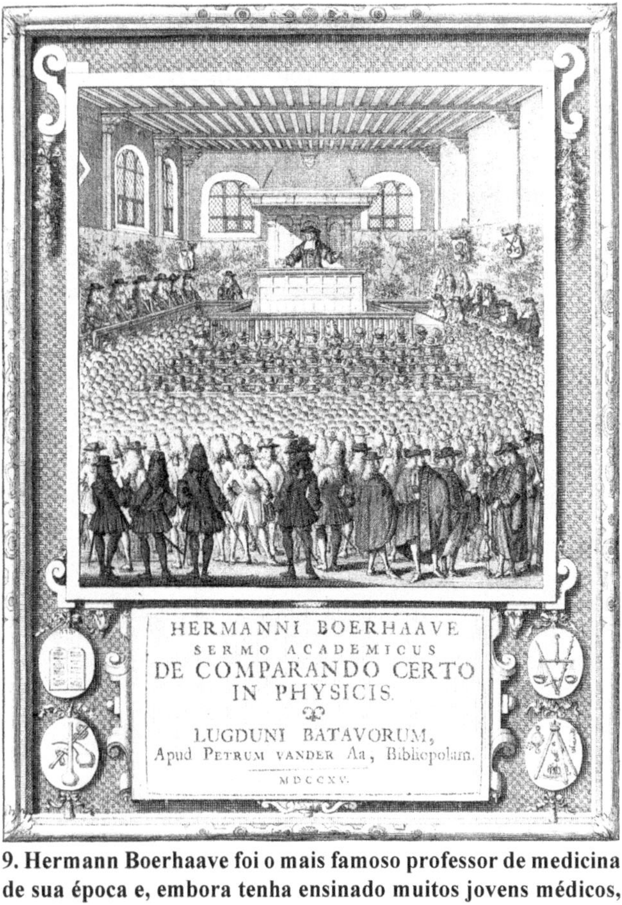

9. Hermann Boerhaave foi o mais famoso professor de medicina de sua época e, embora tenha ensinado muitos jovens médicos, provavelmente não dava palestras a audiências tão grandes quanto essa com muita frequência.

Boerhaave escreveu uma série de livros de química, *materia medica* (por exemplo, tratamentos médicos) e medicina, assim como inúmeras publicações sobre anatomia, botânica e doenças venéreas. Ele influenciou duas ou três gerações de médicos, mesmo seu forte sendo a síntese e não a descoberta fundamental. Apesar de seu fascínio com o mundo natural (especialmente seu adorado jardim botânico), continua sendo parte da tradição erudita da medicina teórica: Hipócrates ainda era uma figura vital para ele, e ele continuou a olhar para trás em busca de fatos e abordagens em relação à medicina, mesmo confiando no progresso que havia sido feito no último século.

Entre os alunos de Boerhaave, estava o mais famoso naturalista do século XVIII, Carlos de Lineu (1707-1778). Lineu transformou a classificação em ciência de vanguarda, introduzindo o sistema de nomenclatura binomial, pela qual os organismos são conhecidos por seu gênero e espécie. Lineu devotou sua vida à ordenar os organismos do mundo natural, especialmente as plantas. Ele se via como um segundo Adão, sendo que ao primeiro coube a tarefa de nomear os animais e plantas no Jardim do Éden. Uppsala, onde Lineu era professor de medicina, não era nenhum Éden, mas ele organizava uma série de exposições feitas por seus alunos a muitas partes exóticas do mundo, de onde zelosamente traziam (se sobrevivessem) espécies naturais de todos os tipos para que ele as classificasse. Lineu também produziu uma classificação de doenças, mas sua nosologia era menos influente do que várias outras do Iluminismo, incluindo a de François Boissier de la Croix de Sauvages (1707-1790), de Edimburgo, e Erasmus Darwin (1731-1802), poeta, botânico, inventor e médico em Lichfield e outros locais da região central da Inglaterra. Todas essas nosologias eram questões elaboradas, e baseadas primariamente no que podemos chamar de sintomas, e não em sinais ou causas. Febre era uma doença por si só. Surpreendentemente, a dor era classificada com minúcia de acordo com suas características, intensidade e localização.

Esses mapeamentos das doenças revelaram um aspecto importante da medicina iluminista: ela era determinada pelo paciente, seguindo assim a tradição hipocrática. Médicos contavam com relatos de pacientes a respeito de suas próprias sensações e sintomas para fazerem seus diagnósticos, e, nesse cenário, segundo descreveram os historiadores, os pacientes normalmente dominavam a consulta. É possível que seja um exagero, assim como é possível descrever a medicina do século XIX e seguintes como universalmente dominada pelos médicos. No entanto, antes dos métodos de diagnóstico dos tempos modernos, os pacientes não saíam das consultas com a má notícia de que sua pressão sanguínea estava muito alta (ou baixa), ou que havia uma sombra suspeita em um raio X do tórax. No Antigo Regime, pacientes e seus médicos falavam a mesma língua e tinham concepções semelhantes das doenças e suas causas. Podiam sair com um prognóstico grave ou favorável, mas ele estaria diretamente relacionado aos sintomas que o levaram a procurar a opinião de um médico.

Dois outros aspectos da prática médica iluminista devem ser mencionados. Primeiro, tratava-se de uma época de importante empreendedorismo médico. A saúde importava, e as pessoas estavam preparadas para pagar por ela. Isso significava que terapeutas ambiciosos (ou desonestos) de todos os tipos podiam querer cavar seu nicho no mercado da medicina. Diferenciar os "charlatões" dos "legítimos" nem sempre era fácil, uma vez que os supostos charlatões também operavam dentro da cosmologia cultural da medicina, e os "legítimos" podiam anunciar suas terapias, utilizar medicamentos secretos e cultivar a notoriedade como meio de atrair atenção e, com isso, pacientes. A medicina complementar do presente, normalmente baseada em uma série de explicações causais para a saúde e a doença, teve pouca ressonância nos séculos anteriores. Alguns charlatões podiam ter sua própria ideia do que causava uma doença, ou de como podia ser melhor tratada, mas, na maioria das vezes, também assimilavam figuras históricas importantes da medicina – Hipócrates e Galeno estavam nos anúncios de terapeutas irregulares do período. Paracelso é uma exceção notável na rejeição não apenas das teorias, mas também de toda a tradição da medicina. Sua mentalidade não era histórica; muitos charlatões, no entanto, apoiavam-se no que era familiar e tradicional, manipulando-os com sagacidade a seu favor, a favor do que prometiam ou do que diziam ser suas mercadorias e serviços.

A segunda característica surpreendente da medicina iluminista era o seu otimismo inquieto. Tratava-se de uma época de projetos e instituições. Os hospitais foram estabelecidos com regularidade, foram feitas na Europa tentativas de reforma dos serviços médicos militares, e a filantropia voltada para a medicina também era comum. A ideia de progresso, incluindo progresso na medicina, foi dada como certa, e tanto médicos quanto pacientes acreditavam que a medicina do futuro podia fazer ainda mais do que a do passado ou do presente. Ao mesmo tempo, médicos formados e cirurgiões ainda olhavam para Hipócrates ou Sydenham, não apenas como inspiração, mas como fonte de informação e exemplo. Para Boerhaave ou Cullen, a história da medicina não era apenas interesse de antiquário, mas também uma fonte de sabedoria viva. Durante o século XIX, os antigos médicos foram relegados à história enquanto uma nova geração começava a olhar cada vez mais para o futuro.

Capítulo 3
Medicina no hospital

Vive la France

A frase "medicina hospitalar" adquiriu um significado específico para os historiadores da medicina. Os hospitais surgiram no início do período medieval, e "medicina", no sentido de prática médica, tem uma história ainda mais longa. No entanto, "medicina hospitalar" é um termo conveniente para os valores que floresceram na comunidade médica na França, especialmente em Paris, entre as revoluções de 1789 e 1848. Esse período constitui uma época durante a qual Paris se tornou a Meca do mundo médico. Ele ficava centralizado diretamente nos hospitais parisienses, e as ferramentas e atitudes que dominavam a formação médica e sua prática ali, ressoaram por todo o mundo ocidental.

Esse período francês às vezes é descrito como "revolução médica", uma denominação apropriada, já que ele surgiu de uma revolução política. Historiadores que minuciosamente analisaram as estruturas educacionais, os procedimentos médicos e os relacionamentos entre médico e paciente, descobriram precedentes suficientes para falar de evolução, e não revolução, na medicina. Mas ainda assim é verdade que médicos dos anos de 1840 adquiriram uma nova confiança quando comparados a seus predecessores de algumas gerações atrás, e muito disso pode ser atribuído à influência de Paris.

Como muitas, a revolução médica parisiense começou pequena, e dificilmente poderia ter sido prevista durante os dias turbulentos do Terror. Ao passo que as forças políticas e militares da Revolução foram ganhando poder, as instituições da medicina – médicos, cirurgiões, hospitais, as antigas academias e faculdades – foram eliminadas junto com outros detritos do Antigo Regime. Durante alguns anos impetuosos do início da década de 1790, parecia melhor que cada um fosse seu próprio médico, e líderes revolucionários prometeram que a saúde universal seguiria inevitavelmente a abolição de privilégios e da corrupção associados às antigas hierarquias e desigualdades.

O otimismo não durou muito. As doenças não desapareceram, e o governo revolucionário logo descobriu que seus soldados e marinheiros necessitavam de assistência médica quando estavam doentes ou feridos. O exército precisava de seus médicos e, mais particularmente, aqueles com conhecimento tanto de medicina quanto de cirurgia. A velha dicotomia era ineficaz no meio de campanhas e batalhas. Em 1794, três escolas de medicina foram reabertas, primeiramente para formar homens para servir às necessidade militares da nova república.

Felizmente, um médico e farmacêutico favorável aos objetivos da Revolução era o homem chave da comissão indicado pela Assembleia Revolucionária para considerar as exigências médicas da nova era. Antoine Fourcroy (1755-1809) fez seu nome como farmacêutico e atuou como professor de química na nova escola parisiense que ajudou a criar. Politicamente astuto e genuinamente bem intencionado, ele organizou o projeto das escolas em Paris, Estrasburgo e Montpellier. O relatório que ele produziu reconheceu as necessidades dos militares da situação política contemporânea e enfatizou três aspectos da nova educação médica. Primeiro, precisava ser intensamente prática desde o primeiro dia de aula dos alunos. Em suas próprias palavras, o aluno deveria "ler pouco, ver muito, fazer muito". Nenhuma teoria e muita prática eram as ordens do dia. Em segundo lugar, a nova educação médica deveria ser baseada diretamente no hospital, onde as oportunidades de experiência eram muito maiores e muito mais intensas do que em um auditório ou aula prática fora do hospital. Por último, o novo estudante deveria ser treinado tanto em medicina quanto em cirurgia. Na prática, significava a importação do pensamento cirúrgico para a medicina de forma adequada. Enquanto os clínicos sempre se preocuparam com o corpo todo, com os humores, espíritos ou outras concepções generalistas da doença, os cirurgiões

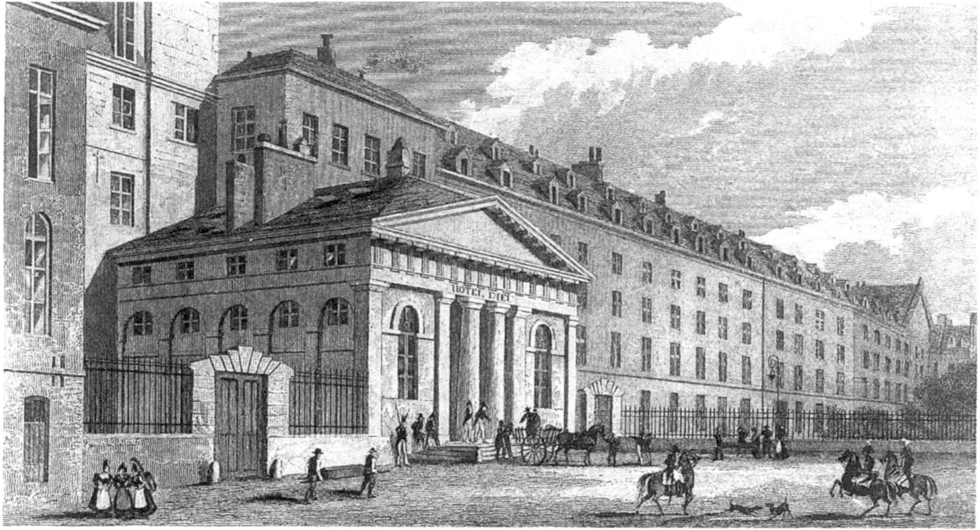

10. O gigantesco edifício do Hôtel Dieu Hospital, em Paris, no início do século XIX, cenário de muitas inovações na medicina. As duas figuras à esquerda parecem carregar um caixão, e a carroça em frente à entrada pode muito bem estar prestes a levar corpos para serem enterrados.

sempre se confrontaram com o local: com abscessos, ossos quebrados, anormalidades específicas que exigiam intervenção definitiva em um local definido. Com o surgimento das escolas de medicina francesas, a *lesão* adquiriu significado médico. Uma lesão é uma alteração patológica, induzida pela doença. Desse modo, pode ser vista tanto com um microscópio quanto sem ele. Médicos aprenderam a pensar cirurgicamente, e as partes sólidas do corpo demonstraram sua utilidade dentro da medicina.

A medicina hospitalar francesa baseou-se em três pilares, nenhum deles totalmente novo, mas juntos constituíram um novo modo de olhar para a doença. Os três pilares eram o diagnóstico físico, a correlação clínico-patológica e o uso de um grande número de casos para elucidar categorias de diagnósticos e avaliar a terapia. Com muitas modificações, eles continuam sendo fundamentais para a medicina, assim como o papel central do hospital.

Diagnóstico físico: a nova intimidade

Uma consulta com um médico tem sua própria etiqueta e grau de intimidade. O doutor ou doutora pode pedir que o paciente tire a roupa, pode tocar e sentir de formas geralmente reservadas a cônjuges ou parceiros e pode causar desconforto. Nos últimos dois séculos, a maioria dos pacientes tem aceito essa relação com os médicos, presumindo que essa relação de dependência é para o seu próprio bem. A relação tornou-se rotina nos hospitais parisienses no início do século XIX, como consequência do exame físico que os médicos desenvolveram nos recém-criados hospitais-escola.

Isso não quer dizer que médicos, sempre homens até o final do século XIX, nunca tivessem examinado pacientes nus antes. O espéculo vaginal, por exemplo, foi desenvolvido na época romana, e operações para pedras na bexiga e fístula anal, tratamento para lesões genitais ou partos realizados por homens ocorriam com certa regularidade em séculos anteriores. No entanto, a maioria das consultas médicas não envolvia contato físico com o médico além da medição do pulso e exame da língua. Excreções corporais como urina e fezes também podiam figurar no diagnóstico médico, mas os médicos às vezes as examinavam sem ver o paciente.

A consulta entre médico e paciente mudou nos hospitais parisienses do início do século XIX. Pacientes de hospital eram, em sua maioria, pobres e sem instrução e, assim, não tinham muita influência no modo como eram tratados. Além disso, a nova ideologia médica estimulava os médicos a procurar sinais objetivos de doença em vez de simplesmente confiar no relato do paciente sobre seus sintomas. Um sintoma como dor ou cansaço é particular do indivíduo; sinais como fraqueza muscular ou um abscesso são questões mais públicas e os chefes dos hospitais franceses queriam basear sua prática na objetividade de sinais e lesões.

O diagnóstico físico era central nesse esforço. As quatro dimensões cardinais do diagnóstico físico, ainda ensinadas a estudantes de medicina, são inspeção, palpação, percussão e auscultação. Em formas variadas, todas já haviam sido usadas ocasionalmente por médicos desde os hipocráticos. Os médicos dos hospitais franceses as agruparam, tornando-as rotineiras e sistemáticas, e mudaram para sempre o relacionamento entre médico e paciente.

A inspeção é o mais básico: olhar para o paciente. "Coloque a língua para fora" foi um comando familiar por muito tempo. Língua esbranquiçada era considerada a chave de febres e outros distúrbios agudos. Olhos amarelos indicavam icterícia, e rosto corado também indicava febre, ou os estágios finais da "héctica" (um estágio tardio da consumpção, ou tuberculose), ou a pletora da gota. Uma tonalidade esverdeada em um rosto pálido fazia o médico pensar em clorose, uma doença que atacava meninas jovens e que desapareceu misteriosamente no início do século XX, mais ou menos ao mesmo tempo que a histeria, talvez pelos mesmos motivos. Em sua maior parte, no entanto, a inspeção se limitava às "partes públicas" de nosso corpo: rosto, mãos e outras partes expostas, sem violar as convenções. Quando um médico olhava outros lugares, deveria haver um motivo, e era mais provável que os cirurgiões tivessem mais motivos do que os médicos.

Os franceses transformaram a inspeção em algo sistemático, parte da avaliação geral da saúde de um paciente. Fizeram o mesmo com a palpação, uma manobra ainda mais íntima, já que envolve o toque. Uma área frágil, um caroço, ou órgão inchado às vezes pode ser observado, mas com mais frequência pode ser sentido. Os hipocráticos sabiam que febres intermitentes muitas vezes podiam fazer com o que o baço ficasse inchado, tanto que podia ficar visível, mas muitas vezes podia ser detectado pela palpação. Dentro da cultura cavalheiresca dos médicos do início do período moderno, no entanto, examinar o corpo dos pacientes com as próprias mãos cheirava a trabalho manual. A palpação era, assim, outro aspecto do diagnóstico importado de volta para a medicina pela ordem francesa de integrar a medicina e a cirurgia. Ao localizar processos de doença nos órgãos e enfatizar a importância da lesão, os estudantes franceses de medicina eram ensinados a usar as mãos como parte das ferramentas de diagnóstico.

A percussão (bater no peito ou abdome) era a terceira parte do exame físico de rotina. Apesar de episódios isolados em histórias de casos antigos, o médico vienense Leopold Auenbrugger (1722-1809) estava certo quando chamou seu tratado de 1761 sobre a técnica de *Inventum novum* (nova descoberta). Filho de um dono de hospedaria, o jovem Auenbrugger aparentemente aprendeu o valor da percussão quando, mandado pelo pai até a adega para ver quanto vinho e cerveja ainda havia, descobriu a técnica ao bater na lateral dos barris. No ponto do nível de fluido, o som mudava. Isso significava que ele não precisava tirar as tampas e olhar, com a ajuda de uma vela, dentro dos barris. Como médico, ele adotou o procedimento para ajudar a determinar quando o coração, fígado ou qualquer outro órgão estava inchado, ou quando o acúmulo de fluidos no peito ou no abdome significava que as cavidades do corpo, normalmente ressonantes, haviam sido modificadas pela doença.

O pequeno e modesto volume de Auenbrugger é um excelente exemplo de que clássicos não nascem prontos, são criados. Ele mal foi notado após a publicação, e apenas algumas referências a ele nas quatro décadas seguintes foram recuperadas por historiadores. Médicos do século XVIII simplesmente não estavam adaptados a se preocupar muito com as partes sólidas do corpo no auxílio do diagnóstico. Tudo isso mudou com a chegada do modo francês de ensinar e aprender medicina.

O tratado em latim de Auenbrugger foi redescoberto por Jean-Nicolas Corvisart (1755-1821), médico particular de Napoleão e professor de medicina na escola de Paris. Corvisart estava bem sintonizado com a nova orientação, baseada nos órgãos, da medicina francesa do início do século XIX, e particularmente interessado em doenças do coração. Ele reconheceu o valor da percussão em casos de inchaço do coração, acúmulo de fluido ao redor desse órgão, e outras doenças cardíacas. Começou a ensinar percussão a seus alunos e traduziu o tratado de Auenbrugger para o francês em 1808, acrescentando notas extensas que quadruplicaram seu tamanho. As notas deixavam bem clara a importância que podia ter essa nova técnica como forma de ajudar o médico a fazer o diagnóstico. Dois anos antes, seu tratado sobre doenças cardíacas havia sido publicado, em grande parte por meio de anotações feitas pelos alunos. Os estudos de caso presentes nesse volume inovador são uma leitura desanimadora: Corvisart, de forma pessimista, concluiu que doenças orgânicas do coração raramente podiam ser tratadas com sucesso com as terapias disponíveis. Podiam ser, no entanto, diagnosticadas, e era possível ter um panorama dos pacientes dos hospitais parisienses por meio desses estudos: homens e mulheres da classe trabalhadora com doenças graves, forçados a procurar o santuário do hospital como último recurso. As taxas de mortalidade nos hospitais de Paris eram altas, e eles eram, na época, vistos como "passagens para a morte".

À popularização da percussão por Corvisart foi acrescentada a quarta e mais inovadora ferramenta de diagnóstico: a auscultação mediata. Os médicos já haviam escutado sons vindos de dentro do corpo de seus pacientes. O ofego pode ser ouvido por outras pessoas, e não só por aqueles que têm dificuldade para respirar; alguns ruídos do coração são tão altos que também podem ser audíveis aos outros; um intestino muito ativo faz barulhos notáveis. Sons como esse dão pistas sobre o que está acontecendo dentro do corpo de uma pessoa, e foram notados por médicos durante centenas de anos. Às vezes, os médicos notavam que haviam colocado os ouvidos diretamente no peito ou abdome do paciente, para escutar melhor. Isso se chama auscultação *imediata*, ouvir diretamente com o ouvido. A auscultação *mediata* envolvia algo entre o corpo do paciente e o ouvido do médico. Era o estetoscópio, invenção de R. T. H. Laennec (1781-1826), um dos mais complexos e talentosos clínicos franceses.

A carreira de Laennec ilustra bem a importância das considerações externas sobre quem estava dentro e quem estava fora. Como católico e monarquista, sua carreira padeceu durante a atmosfera secular que permeou a época da República e a Napoleônica. Uma nomeação para o hospital e, mais tarde, uma cadeira, vieram apenas depois da queda de Napoleão e da restauração da monarquia. Ele já estava embebido nos ideais da escola francesa e contribuiu muito como jornalista, editor, e médico. Seu estetoscópio original não passava de um caderno de anotações bem enrolado, construído porque ele queria escutar os sons do peito de uma jovem rechonchuda, e o decoro dizia que ele não podia colocar a orelha diretamente sobre seu peito. Ele ficou encantado ao descobrir que o som era transmitido com ainda mais clareza do que com a auscultação imediata e rapidamente criou um estetoscópio (palavra inventada por ele) simples, um tubo oco de madeira com dois acessórios na ponta, um sino e um diafragma, para melhor reproduzir sons de diferentes tons (ele era um músico talentoso).

O encontro com essa paciente ocorreu em 1816, no Hospital Necker, em Paris. Os três anos de Laennec, entre 1816 e 1819, constituíram um dos períodos mais criativos para qualquer indivíduo em toda a história da medicina. Quando foi publicado seu tratado sobre auscultação mediata, no último ano desse período, ele já utilizava o estetoscópio com muita habilidade. Ele criou grande parte do vocabulário que os médicos ainda usam para descrever sons da respiração e argumentou de forma convincente que podia diagnos-

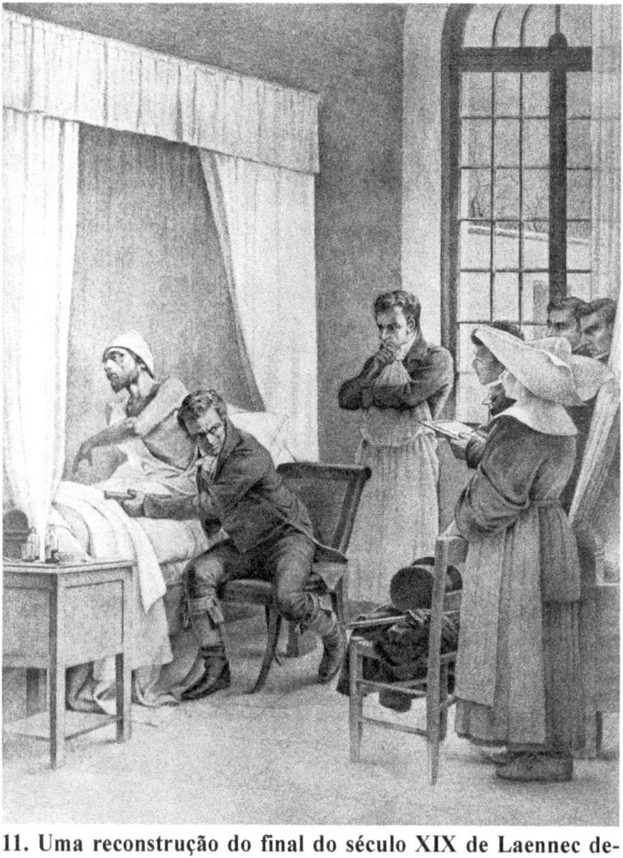

11. Uma reconstrução do final do século XIX de Laennec demonstrando seu estetoscópio captura um atendimento à beira do leito em uma ala do Necker Hospital. O paciente está letárgico e extremamente caquético, o que sugere que sofre de tísica.

ticar muitas doenças do coração e dos pulmões por meio de padrões auditivos específicos revelados por seu estetoscópio. Era especialmente interessado nos sinais auscultatórios da tísica, ou consumpção, doença que mais matava em sua época. Suas alas eram cheias de vítimas da doença, e mais tarde ele mesmo acabou sendo atacado por ela.

O tratado de 1819 de Laennec consistia em duas partes, uma sobre a arte do uso do estetoscópio, outra sobre a anatomia patológica dos órgãos do tórax. Ele era um verdadeiro discípulo da escola francesa, versado não apenas nas nuances do diagnóstico, mas também seguindo rotineiramente seus pacientes falecidos da cama para o necrotério, onde fazia autópsias e comparava as descobertas que havia diagnosticado com as lesões existentes no corpo morto.

Inspeção, palpação, percussão e auscultação: esses quatro passos no exame médico sistemático não foram adotados instantânea e universalmente. Mais de uma década separam a tradução de Corvisart do tratado de Auenbrugger (1806) e o tratado de Laennec sobre seu estetoscópio (1819). Laennec ensinou estetoscopia a inúmeros estudantes franceses e estrangeiros, e o valor de seu instrumento de diagnóstico foi reconhecido por um grupo de médicos influentes. Seu tradutor para o inglês afirmou que pacientes particulares podiam não se submeter por vontade própria à intimidade do exame estetoscópio, mas que seria útil no tratamento da população "cativa", ou seja, pessoas pobres em hospitais e militares. Na verdade, o poder que os médicos adquiriram em hospitais apenas gradualmente foi levado para fora dele. Aqueles que pagavam sempre ditavam o ritmo, e pacientes pagantes tinham que ser convencidos de que os médicos eram bons. Um histórico médico completo e exames do tipo que foi introduzido pelos médicos dos hospitais franceses ainda eram acontecimentos raros fora dos hospitais e clínicas de diagnósticos. No entanto, o ideal elaborado pelos clínicos franceses na escola de medicina de Paris ainda ressoa e faz parte da mentalidade que os médicos levam à cabeceira do doente.

O necrotério: correlação clínico-patológica

A escola de medicina de Paris foi reaberta com currículo reformado em 1794. Comprovadamente, foi consolidada antes, em 1761. A descrição de Auenbrugger sobre a percussão apareceu nesse ano, assim como o *De sedibus et causis morborum* (Sobre os locais e causas das doenças), de Giovanni Battista Morgagni, uma obra que serviu de base para a abordagem francesa da patologia da mesma forma que o pequeno livro de Auenbrugger contribuiu para a clínica.

O grande tratado de Morgagni era mais uma enciclopédia do que um livro, organizado de forma tradicional, da cabeça aos pés. Ele oferecia estudos de caso e autópsias de cerca de setecentos pacientes, muitos dos quais seus próprios. Começando com doenças da cabeça e depois descendo pelo corpo, Morgagni concentrou-se nas mudanças patológicas que ocorrem nos órgãos em caso de doença. Seus estudos de caso baseavam-se no relato do próprio paciente a respeito da doença de formas que seriam familiares aos hipocráticos. Eles também compartilhavam da preocupação em dar muita atenção aos detalhes. Além disso, Morgagni levou o mesmo caso à sala de autópsia, e suas descrições das mudanças após a morte foram muito além das dos antigos, que, é claro, não executavam autópsias. A obra de Morgagni contém inúmeras observações originais, mas foi seu método que repercutiu. Foi traduzida para a maioria das línguas europeias e estimulou a utilização da autópsia para aprender sobre doenças antes da escola francesa transformar a prática em rotina.

Morgagni (1682-1771) ensinou anatomia e medicina na Universidade de Pádua por mais de cinquenta anos. Muitos dos pacientes cujos casos ele incluiu em *De sedibus* vieram de sua larga experiência com a clínica particular, e embora a série de autópsias de Morgagni seja impressionante, logo foi minimizada pela escola de Paris, cujos clínicos praticamente viviam nos hospitais e podiam acumular em alguns anos tantos registros de autópsia quanto Morgagni reuniu em toda sua longa vida. Hospitais ofereciam concentrações de pessoas enfermas, e os franceses exploraram as condições ao máximo.

Se diagnósticos físicos ajudavam os médicos a encontrar a lesão, a autópsia permitia que eles interpretassem os diagnósticos anteriores e os modificassem ou reforçassem. Correlações clínico-patológicas eram, então, uma via de mão dupla, com as repetidas observações à beira do leito dando a oportunidade de seguir a doença do paciente durante toda a sua vida, e esses registros sendo discutidos à luz das observações finais do cadáver. O clínico era seu próprio legista, cuidando do paciente na vida e na morte. Assim, Corvisart, Laennec e os outros líderes da escola francesa sentiam-se igualmente em casa à cabeceira do leito hospitalar ou no necrotério.

Eles eram movidos pela busca de lesões, aquelas mudanças patológicas produzidas pela doença. O filósofo Francis Bacon (1561-1626) chamou essas mudanças de "passos da doença", e a imagem é adequada, representa alguma "doença" personificada andando pelos órgãos de nosso corpo, deixando para trás traços de sua visita. Identificar esses traços era a razão do exame de autópsia.

As autópsias eram conduzidas por clínicos franceses no mesmo espírito dos exames físicos: para objetificar os fenômenos da doença e assim substituir as especulações de dois mil anos com consequências sólidas, palpáveis, visíveis, pesáveis e materiais da patologia. "Abra alguns cadáveres" teria exclamado Xavier Bichat (1771-1802), e as teorias irreais dos antigos desapareceriam. Ele mesmo abriu vários deles em seu curto período de vida (morreu aos 31 anos), ostentando, no entanto, a trajetória perfeita do espírito da medicina francesa. Serviu no exército, foi cirurgião e se tornou médico, vivendo por meio disso a integração do pensamento localista da cirurgia, a perspectiva mais filosófica e reflexiva dos médicos. Sua morte foi muito sentida, e ele rapidamente se tornou um herói dos novos meios de se pensar a medicina.

Ele é lembrado hoje principalmente como "pai da histologia", já que reconheceu que os processos patológicos são comuns nos mesmos tipos de tecidos sempre que ocorrem. Assim, as membranas serosas que revestem coração, cérebro, tórax e abdome reagem de formas parecidas a processos de doenças. Trabalhando a olho nu e com uma simples lupa, ele identificou 21 tipos de tecidos como ósseo, nervoso, fibroso, ou mucoso. Ele também considerou veias e artérias como "tecidos" especiais. Bichat era mais intrigado pelo processo do que muitos dos clínicos franceses inspirados por ele, e trouxe uma perspectiva mais teórica a seu trabalho do que o empirismo tedioso que caracterizava grande parte da medicina hospitalar francesa. Mas ele viveu e morreu no hospital, dividindo seu tempo entre os quartos e o necrotério, e inspirou outros tanto por suas ideias quanto por sua energia, sendo que essa última se extinguiu cedo demais.

Os hospitais de Paris (havia muito mais leitos do que em toda a Grã-Bretanha) representavam uma oportunidade inigualável de se observar pessoas desesperadamente enfermas, proveniente das classes necessitadas e obrigadas a oferecer seus corpos, em vida ou morte, aos serviços da medicina clínica em troca de qualquer tipo de cuidado que lhes fosse dado. A combinação francesa de diagnóstico físico e correlação clínico-patológica constituiu uma nova abordagem à doença e incorporou novas e poderosas estruturas dentro

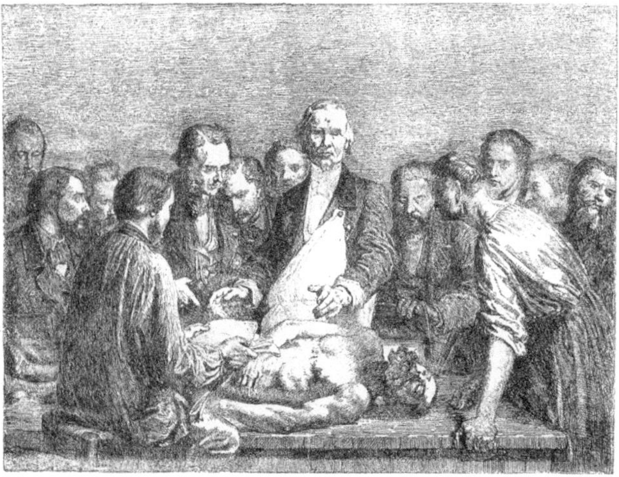

12. Alfred Velpeau (1795-1867) foi professor de cirurgia clínica na Faculdade de Medicina de Paris, mas também deu suas contribuições à anatomia cirúrgica, à embriologia, à fisiologia e às doenças da mama. Essa sombria água-forte celebra de forma melancólica o uso dos mortos para o bem dos vivos.

do hospital. Gradualmente, produziu uma nova organização (nosologia) das doenças, baseada nos órgãos, elevando as partes sólidas do corpo a posições mais favoráveis. Pode-se dizer que a abordagem hipocrática foi ampliada, mas com base no hospital e situando as doenças nos órgãos, e não nos humores.

A patologia dos órgãos tornou-se tema dominante. Monografias sobre as doenças do coração, pulmão, rins, cérebro e sistema nervoso, estômago e intestinos, fígado, pele e órgãos reprodutores foram a forma com que os franceses fizeram seu nome. A monografia de Corvisart sobre doenças do coração, e a de Laennec sobre doenças dos pulmões foram relacionadas a suas inovações no que diz respeito ao diagnóstico. Outros – Alibert, sobre a pele; Rayer, sobre os rins; Andral, sobre o sangue; Ricard, sobre os órgãos reprodutores – estenderam a abordagem a outras partes do corpo.

De todas as doenças, sem dúvidas escrevia-se mais sobre a tísica, que era a mais comumente encontrada entre os pacientes (e seus médicos) nos hospitais franceses. Foi a principal causa de morte na Europa no início do século XIX. A tísica (consumpção) foi descrita pelos hipocráticos como uma perigosa doença debilitante que apresentava febre, tosse crônica, e outros sintomas pulmonares. Há ainda boas evidências paleopatológicas de que a tuberculose foi comum nas sociedades humanas durante milênios. A tísica tornou-se onipresente a partir do final do século XVIII, e há motivos para se supor que a maioria dos casos de tísica hoje seria diagnosticada como tuberculose, que recebeu sua definição moderna apenas quando Robert Koch identificou a bactéria, o bacilo de Koch, como agente causador da tuberculose em 1882. No entanto, Laennec e seus colegas definiram a tísica patologicamente, e suas descrições tanto dos sintomas clínicos quanto das descobertas feitas com a autópsia confirmam a suposição de que a tísica e a tuberculose são, geralmente, dois nomes para a mesma doença.

Laennec alegou ser capaz de diagnosticar tísica com seu estetoscópio, argumentando haver sons "patognomônicos" (ou seja, característicos da doença em questão) na parte superior do peito de pacientes com aquela condição. Ele afirmou, tanto no campo clínico quanto no autóptico, que a pequena lesão chamada "tubérculo" (literalmente, um pequeno inchaço) era característica de uma única doença, não importa onde a lesão fosse encontrada. O médico, então, unificou uma série de diagnósticos diferentes, tais como escrófula, meningite tuberculosa, e tuberculose entérica. Ele comparava o desenvolvimento de lesões granulares dos primeiros tubérculos ao amadurecimento das frutas. Seu agrupamento de doenças de vários órgãos contendo tubérculos em uma entidade única foi justificado pelo trabalho de Koch sobre o bacilo, mas, na tradição patológica foi necessário um salto de imaginação, e foi contra-intuitivo dado o paradigma baseado nos órgãos dentro do qual ele atuava. Quanto à causa da tísica, Laennec suspeitava que ela nunca seria conhecida ao certo, embora seu próprio sistema causal desviasse na direção do psicossomático. Fortes paixões eram frequentemente associadas à doença, e ele dava a elas, em silêncio, importância causal.

O brilhante trabalho de diagnóstico de Laennec ressalta tanto os pontos fortes quanto os fracos da abordagem clínico patológica: ao se concentrarem no estágio final da doença, as lesões, os clínicos franceses deixavam a desejar tanto nos processos pelos quais as lesões eram causadas quanto na etiologia (causa) das mudanças. Mais positivamente, ao olhar atentamente para a correlação entre sinais clínicos e mudanças patológicas, eles foram capazes de diferenciar muitas doenças que permaneceram no vocabulário médico, mesmo depois que a teoria microbiana e outros avanços ofereceram diferentes critérios de diagnóstico.

Um bom exemplo foi a separação de tifo e febre tifoide. Os dois nomes são similares e a apresentação clínica pode ser parecida o suficiente a ponto de às vezes ser difícil na literatura mais antiga diferenciar uma da outra ou de condições alternativas que podem ser diagnosticadas hoje. Trata-se de duas variedades de febre, considerada uma doença por si só em épocas anteriores. Na classificação de doenças do século XVIII, "febre" era a doença, dividida em vários tipos com adjetivos tais como intermitente, contínua, tifo, tifoide, baixa, nervosa, pútrida, héctica. "Febre tifoide" ainda nos soa aceitável, e "febre amarela" é o nome completo que usamos para a doença causada por um vírus. Esses nomes sobreviveram mesmo depois que os médicos do século XIX começaram gradualmente a definir "febre" como um sinal de doença (temperatura corporal elevada, medida por um termômetro), e não como a própria doença.

A diferenciação entre tifo e tifoide foi feita mais ou menos independentemente por vários médicos, cada um deles sob influência do modo francês de se fazer medicina, mas trabalhando não apenas na França, mas também na Grã-Bretanha e nos Estados Unidos. Em 1829, na França, Pierre Louis (1787-1872) estabeleceu critérios patológicos para a tifoide. Sua carreira sintetiza a era francesa. Jovem o suficiente para se formar na "nova" medicina, ele passou alguns anos na Rússia antes de voltar a Paris, em 1820, convencido de que não sabia o bastante sobre a doença. Ele abriu mão das consultas particulares e se ligou ao hospital Charité, executando mais de duas mil autópsias em um período de seis anos, e mantendo registros elaborados de descobertas clínicas e patológicas. Esses registros tornaram-se a base de sua subsequente monografia sobre tísica e febre entérica (tifoide). Louis identificou os gânglios linfáticos inchados (placas de Peyer) na membrana do intestino grosso, afirmando que eram patognomônicos para febre entérica. William Jenner (1815-1898), em Londres, W. W. Gerhard (1809-1872) na Filadélfia, e vários outros completaram a diferenciação entre as duas doenças.

Durante a primeira metade do século XIX, a anatomia patológica era a rainha das ciências médicas. Ela fornecia aos médicos evidências das consequências das doenças, o que levou a uma otimização das elaboradas nosologias das épocas anteriores. Isso não seria possível sem a grande reunião de pacientes em hospitais, permitindo que os médicos fizessem observações clínicas e patológicas com muito "material", como muitas vezes diziam, com desprezo. O jogo dos números constituía o terceiro pilar, chamado por Louis, seu mais sistemático praticante, de *méthode numérique*. Ele o aplicou para ajudar a reunir seus quadros de categorias diagnósticas, mas também para avaliar terapias.

Aprendendo a contar

Como muitas outras coisas nos hospitais parisienses, lidar com grandes números de pacientes não era algo totalmente novo na medicina. Médicos militares de todas as nacionalidades foram pressionados a fornecer estatísticas, e os médicos nos hospitais, tanto militares quanto civis, reconheceram o dever de apresentar resumos anuais de casos, diagnósticos, tratamentos e curas. Muitos podem ver Louis como simplesmente o apogeu da ênfase do Iluminismo nos fatos e na clareza. Isso confunde inovação com impacto: dos últimos clínicos do auge da medicina de Paris, Louis teve o maior impacto internacional. Ele ensinou muitos estudantes estrangeiros e, mais do que qualquer outro, articulou várias visões da escola francesa. Seu curto *Ensaio sobre o ensino clínico,* traduzido para o inglês em 1834, é um resumo brilhante do que se tentava fazer em termos de ensino e aprendizado em Paris. Às vezes ele recebe os créditos por ter convencido quase sozinho os médicos a abandonarem a prática antiga da sangria para todos os tipos de doenças. Sua curta monografia sobre o assunto (1835) continua sendo sua obra mais conhecida, mas seu legado relaciona-se mais ao método do que à mensagem. Em *Researches on the Effects of Blodletting In Some Inflammatory Diseases*, Louis avaliou o efeito de diferentes momentos (cedo ou tarde) e quantidade (pouco ou mais vigorosa) da flebotomia terapêutica em casos de pneumonia. A mesma monografia também examinou o uso de diferentes doses de tártaro emético (um medicamento contendo antimônio). O que é lembrado hoje é a forma como Louis tentou avaliar essas terapias dividindo pacientes similares em grupos e comparando os resultados de vários tratamentos. Na prática, Louis estava usando uma pesquisa médica, embora estivesse longe de seguir um protocolo que fosse julgado adequado hoje em dia. É importante notar que Louis não incluiu *não fazer* sangria como uma opção, mas meramente avaliou o momento em que era feita e a quantidade.

A pequena monografia de Louis, apesar de seu status clássico, foi, na verdade, parte de uma polêmica disputa entre ele e F. J. V. Broussais (1772-1838). O último havia desenvolvido um sistema de "medicina fisiológica" para rebater a abordagem estática e anatômica da maioria dos clínicos franceses. Broussais havia notado quantos dos pacientes em que executou autópsia mostravam sinais de irritação gástrica crônica, e seu sistema estabelecia um ponto de vista de que todas as doenças se originavam no estômago, e que as lesões locais em outras partes resultavam da irritação primária dentro do estômago. O tratamento primário para irritação ou inflamação era a sangria. Dava preferência às sanguessugas em detrimento das lancetas, e ele e Louis geraram uma série de graves polêmicas durante os anos de 1830. Broussais era um entusiasta do procedimento enquanto Louis era pessimista quanto à capacidade da medicina em fazer muita coisa para interromper o progresso da doença. O papel de Louis como pioneiro das pesquisas médicas ficou localizado dentro desses desentendimentos contínuos com seu rival Broussais.

Embora as ideias dinâmicas e fisiológicas de Broussais sobre as doenças continuassem a se propagar, sua ideia central de que todas as doenças fossem consequência secundária de irritação gástrica não sobreviveu por muito tempo. Por outro lado, o método numérico de Louis tornou-se essencial à medicina moderna. Havia a certeza nos números, tanto no estabelecimento de categorias de diagnóstico claras quando na avaliação de terapias. Alguns de seus estudantes assimilaram seu ceticismo terapêutico, já comum nos hospitais de Paris onde os médicos estavam mais preocupados em dar diagnósticos precisos e confirmá-los por meio da autópsia. Os pacientes quase sempre entravam nos hospitais com expectativas limitadas, mas os relacionamentos de poder mudaram em Paris, com os médicos no alto. Eles continuaram nessa posição até recentemente, quando uma maior autonomia por parte do paciente, a tirania da economia e o surgimento da administração médica realinharam as estruturas de poder dentro da medicina.

O reconhecimento de Louis de que ele não tinha muito a oferecer a seus pacientes com os remédios que tinha à disposição pode ser visto não como uma conspiração contra os pacientes impotentes, mas como uma descoberta genuína. Isso se tornou possível porque ele contou, avaliou e comparou atividades que podem ser realizadas com mais facilidade no hospital.

O físico e o mental

Mais ou menos por volta da década de 1850, a medicina hospitalar francesa havia se tornado familiar. Novas abordagens para se entender as doenças, maior uso do experimento em vez da mera observação e uma diminuição decrescente do que poderia ser descoberto com mais uma autópsia, atribuíram ao milagre da medicina clínica um caráter mais trivial. Durante seu auge, no entanto, milhares de estudantes foram de todo o mundo oriental a Paris. Eles voltaram à Grã-Bretanha, Alemanha, Áustria, Itália, Estados Unidos e Holanda, onde alguns deles fundaram escolas de medicina e hospitais. No início do século XIX, uma escola de medicina sem hospital anexo era considerada de segunda categoria. Quando a Universidade de Londres inaugurou sua escola de medicina, no final dos anos de 1820, a primeira coisa que fez foi estabelecer um hospital. O padrão foi repetido em toda a Europa, mesmo em pequenas cidades alemãs onde a formação clínica se dava frequentemente por meio da demonstração, e não pela prática.

Na América de meados do século, uma série de escolas particulares prosperaram sem um hospital ou laboratório, fornecendo diplomas de medicina em troca do pagamento de algumas mensalidades. Embora estudantes vindos de Paris e alunos formados em faculdades de medicina consagradas da Costa Leste, como a Universidade da Pensilvânia, tenham ficado desesperados com o que essa prática fez com a profissão, os valores americanos protegiam o empreendedorismo. Apenas nas décadas seguintes do século, esse padrão foi quebrado. A Universidade Johns Hopkins, estabelecida como uma universidade voltada para a pesquisa em 1876, introduziu o modelo alemão de ensino superior na América. Apesar de uma generosa doação inicial feita por Johns Hopkins, um quacre magnata das estradas de ferro, a escola de medicina levou quase duas décadas para ser feita, de tão amplos que eram os requisitos. O hospital abriu em 1893, com o dinâmico corpo docente introduzindo uma combinação da pesquisa alemã e da ênfase francesa na formação prática. O professor de medicina William Osler (1849-1919) foi o mais famoso dos "Quatro Grandes" – os primeiros docentes da faculdade de medicina. Ele ainda é bastante adulado por médicos como um clínico sintonizado com a ciência, porém humano, colecionador de livros, historiador, ensaísta e professor. A assimilação da ciência alemã permeou a abordagem de Hopkins às doenças, mas as inovações francesas permanentemente deixavam nos hospitais-escola duas práticas regulares: a ronda diária pelas alas, na qual um clínico veterano, seguido por médicos iniciantes, estudantes de medicina e uma enfermeira viam e discutiam cada paciente à beira de seu leito; e rondas gerais, nas quais "casos" interessantes eram apresentados por um membro da equipe iniciante e analisados por alguém da hierarquia mais alta, diante de um grande grupo de estudantes e médicos de todos os níveis de experiência. Frequentemente, após a apresentação do histórico do paciente, do andamento clínico e da discussão de diferentes diagnósticos, as descobertas da autópsia eram reveladas por um legista, e toda a vida e a morte do paciente eram reunidas, como um todo sem separações.

Nos grandes hospitais-escola, as especialidades médicas e cirúrgicas como pediatria, cardiologia, neurologia, obstetrícia, cirurgia ortopédica ou otorrinolaringologia (doenças do ouvido, nariz e garganta), tinham cada uma seu próprio chefe, um número de leitos e rondas regulares, tanto nas alas quanto gerais. Uma especialidade muito mal representada por um bom tempo em hospitais gerais foi a psiquiatria, mesmo que fosse chamada de "metade da medicina", tão comuns eram os distúrbios psiquiátricos. Aqueles que sofriam de doenças psiquiátricas graves – anteriormente chamadas de loucura ou lunatismo – tinham seu próprio tipo de ambiente institucional. O estabelecimento para os loucos desenvolveu-se independentemente das provisões esporádicas dos hospitais comuns no início do período moderno. Os hospícios, como eram brutalmente chamados, normalmente eram pequenos estabelecimentos, pagos, e na maioria dos casos, não dirigidos por médicos. Diferente dos hospitais gerais, serviam principalmente àqueles que tinham recursos, de tão constrangedor que era o comportamento de um parente gravemente excêntrico ou propenso a ter alucinações. A instituição psiquiátrica mais famosa da Grã-Bretanha deu origem à palavra em inglês Bedlam (confusão, casa de loucos), abreviação de seu nome completo, Bethlehem, ou St. Mary Bethlehem. "Tom-o-Bedlam" tornou-se um personagem fictício recorrente, utilizado por Shakespeare em *Rei Lear*, e sintomático do isolamento que os pacientes psiquiátricos sempre sentiam.

Bedlam era diferente das outras instituições psiquiátricas. Foi fundada com base em doações e tinha suas operações supervisionadas pelo governo. A maioria dos hospícios eram pequenos negócios particulares, cujos registros desapareceram há muito tempo. Mas entraram nas consciência pública, já que a loucura era a doença mais temida dos séculos anteriores (a demência frequentemente ocupa essa posição hoje em dia, ainda mais do que o câncer, na opinião de muitas pessoas). Os hospícios, geralmente não dignos do nome "hospital", estavam do lado oposto da escala em relação aos hospitais comuns. O diagnóstico era feito com base no que vizinhos ou família relatavam, ou em observações sobre o comportamento dos pacientes. Médicos que procuravam por lesões, base da medicina de Paris, ficavam constantemente desapontados. O cérebro dos lunáticos raramente apontava para alguma razão específica pela qual o paciente demonstrava os sintomas. A loucura era mental, não física, mesmo que isso representasse dificuldades para uma cultura que supunha que a característica distintivamente humana da razão, da responsabilidade moral e da capacidade de distinguir certo e errado fosse consequência de nossas almas imortais dadas por Deus. A perda da razão significava a perda da humanidade.

Essas sutilezas filosóficas e teológicas eram negociadas de várias formas, mas assim que os médicos foram ficando cada vez mais envolvidos no "negócio da loucura", o modelo da doença tornou-se mais atraente. Acima de tudo, doença é o que é tratado por médicos. Convenientemente, uma das principais figuras da medicina parisiense é com frequência chamado de fundador da psiquiatria moderna. Philippe Pinel (1745-1826) ficou conhecido após a revolução como autor de uma nosologia bem-sucedida de todas as doenças (ele cunhou o termo "neurose") e como médico. Ele também escreveu um pequeno tratado sobre a importância dos hospitais para a formação dos médicos. Durante a revolução, recebeu o posto de médico do Bicêtre (masculino), e depois do Salpêtrière (feminino), cada um deles um grande *Hôpital Général* que abrigava uma variedade de internos. Entre eles, prostitutas, vagabundos, delinquentes, órfãos, idosos, decrépitos, dementes, assim como outros indivíduos considerados um perigo para a população, ou incapazes de se defenderem sozinhos na sociedade como um todo. A revolução transformou essas instituições em hospitais para pacientes psiquiátricos, e durante sua permanência no Salpêtrière, Pinel instituiu gradualmente um programa de "tratamento moral", libertando pouco a pouco mulheres confinadas e tratando-as com humanidade. Na Inglaterra, uma família quacre, os Tuke, fundou o Retiro York. Ele era baseado em princípios terapêuticos similares aos da terapia moral, que também eram aplicados praticamente ao mesmo tempo na Itália, por Vicenzio Chiarugi (1759-1820)

As nuances do tratamento moral foram muito discutidas pelos historiadores, mas quase não há dúvidas de que essa forma de tratamento colocou os lunáticos em evidência e ajudou a criar uma especialidade psiquiátrica dentro da medicina. Em meados do século XIX, associações psiquiátricas foram estabelecidas na maior parte dos países europeus e nos Estados Unidos, e elas lutaram com sucesso pelo estabelecimento de redes de hospitais psiquiátricos (geralmente chamados de "manicômios"). O tratamento tradicional de distúrbios psiquiátricos com medicamentos normais – sangria, eméticos, purgantes – foi substituído por meios "morais", e até a forma dos edifícios era organizada para auxiliar os processos de cura. A partir da década de 1830, a não imobilização era o grito de guerra, já que os médicos argumentavam que instituições psiquiátricas bem projetadas e bem administradas não necessitavam usar contenção física com seus pacientes.

Embora os manicômios tenham sido criados em nome da humanidade e do tratamento, raramente justificavam o otimismo pelo qual diagnósticos mais recentes e o uso hábil do tratamento moral e outras terapias supostamente produziriam curas. Em vez disso, os manicômios ficaram maiores e entupidos de pacientes incuráveis; eles se tornaram, nas palavras de um analista contemporâneo, meros "museus de loucura". A natureza especial dessas instituições reforçou a distância entre a psiquiatria e a medicina comum e a cirurgia, uma brecha que ainda existe apesar do conhecimento moderno sobre o cérebro e o modo como funciona.

No final do século XIX, o psiquiatra alemão Emil Kraepelin (1856-1926) tentou aproximar a medicina e a psiquiatria, por meio de uma clínica psiquiátrica dentro de um ambiente acadêmico. Kraepelin, um contemporâneo quase exato do fundador da psicanálise, Sigmund Freud (1856-1939), desenvolveu a ampla classificação dos distúrbios psiquiátricos que formaram a base da nosologia da psiquiatria moderna. Ele diferenciou psicoses de neuroses e forneceu uma caracterização fundamental do que hoje é chamado esquizofrenia. Kraepelin a chamou de demência precoce, a demência nas pessoas mais jovens, e seus esforços ajudaram a criar a psiquiatria acadêmica.

A lacuna existente entre a medicina e a psiquiatria ainda existe, mas a trajetória da disciplina do manicômio à clínica destaca a fé que as sociedades ocidentais haviam

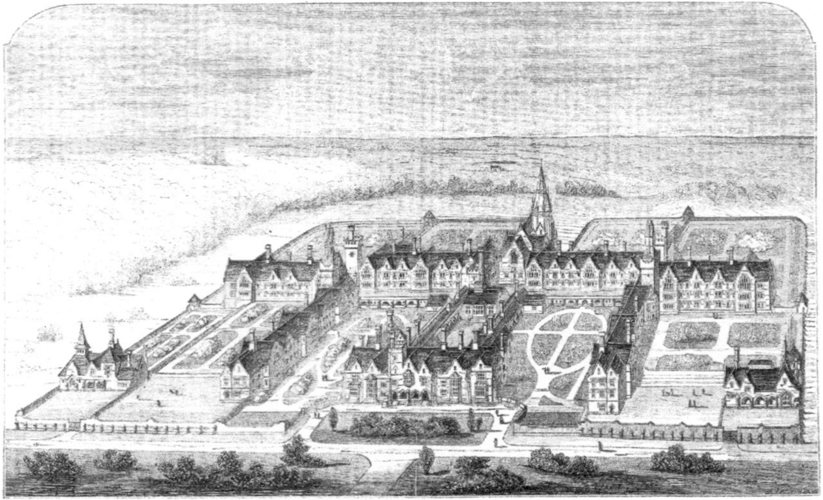

13. O movimento pelo estabelecimento de hospitais psiquiátricos no início do século XIX era otimista; quando esses manicômios ficaram maiores e entupidos com casos crônicos, o otimismo evaporou. Esse projeto de uma casa para lunáticos em Brentwood, Essex, na Inglaterra, demonstra graficamente como essas instituições tornaram-se pequenos mundos próprios, isolados e autossuficientes.

colocado nos hospitais como instituições de cura, assim como a crescente medicalização de muitos aspectos da vida, da doença à criminalidade, do comportamento rebelde ao distúrbio do déficit de atenção. Dar um nome a algo é por si só reconfortante, e Kraepelin procurou impor uma ordem de diagnóstico em distúrbios mentais assim como os clínicos franceses haviam, anteriormente, usado o diagnóstico físico para entender as doenças de nosso corpo.

Capítulo 4

Medicina na comunidade

A saúde do povo

O movimento moderno da saúde pública iniciou-se no século XIX. Foi construído, é claro, sobre estruturas políticas, sociais e médicas mais antigas, mas na forma em que o conhecemos surgiu há apenas alguns séculos. Se a relação entre pacientes e seus médicos define a medicina hospitalar, a saúde pública é sobre a relação entre o Estado e o indivíduo. É ao mesmo tempo a parte mais anônima e mais visível da medicina. Quando vamos ao hospital, não são muitas as pessoas que notam. Quando há um surto de gripe, ou o reservatório de água está contaminado, é digno de virar notícia.

Como o nome sugere, a preocupação da saúde pública é manter a saúde e prevenir ou conter doenças. Seu campo de ação tradicional eram as doenças epidêmicas, mas sempre houve outra linha de prevenção de doenças, direcionada à preservação da saúde do indivíduo, e chamada de higiene. Embora essas linhas simbolizem duas tradições dentro da medicina, frequentemente se misturam, compartilhando o objetivo de prevenir a doença. Cada vez mais, a higiene vem sendo embutida na frase "medicina de estilo de vida". O Estado desempenha papel crucial em ambas as linhas.

Antes do Estado industrial

Há muitas referências às doenças epidêmicas na literatura antiga. De fato, antes dos tempos modernos, as populações humanas eram periodicamente reduzidas pelos cavaleiros malthusianos do apocalipse, pelas crises de subsistência e pelas doenças. A maioria das pessoas tinha uma vida suja, brutal e curta. Na longa história das pressões malthusianas exercidas pela privação e pela doença, os anos da peste, que foram de meados do século XIV a meados do século XVII, destacam-se por terem sido especialmente sinistros.

A Peste Negra, como chamavam os vitorianos, foi possivelmente a primeira pandemia (uma epidemia intercontinental ou mundial) da história. A maioria das pestes anteriores foi mais restrita em área de atuação e, via de regra, também ocorreu em um período de tempo reduzido. A Peste Negra levou mais de quatro anos para se espalhar por meio da Rota da Seda desde as estepes da Ásia Central até o extremo ocidente da Europa, o Oriente Médio e o litoral norte da África. Dizimou entre um quarto e metade da população da Europa e foi a primeira de uma série de epidemias devastadoras que só perderam seu domínio sobre a Europa Ocidental na década de 1660 (uma epidemia ocorrida em Marselha na década de 1720 foi contida).

É certo que a Peste Negra foi *uma* peste, já que essa palavra se refere a qualquer epidemia extremamente virulenta. Recentemente, tornou-se moda sustentar que a peste da década de 1340 não foi causada pelo bacilo da peste bubônica, *Yersinia pestis*, identificado em Hong Kong durante a última pandemia, na década de 1890. Vários outros organismos foram sugeridos, uma vez que a Peste Negra possuía algumas características que não condizem com o que sabemos sobre a epidemiologia da peste bubônica moderna. Sua taxa de disseminação, sua sazonalidade e seus padrões de mortalidade, combinados ao fato de que ninguém notou uma grande quantidade de ratos mortos (os surtos modernos da doença são acompanhados da ocorrência de peste em ratos ou outros roedores), levaram alguns analistas a pressuporem que o antraz, um vírus desconhecido, ou outro agente infeccioso foram a causa real. O envenenamento por Ergot também foi considerado.

O problema dessas interpretações alternativas é que elas se concentram quase exclusivamente na pandemia original, a Peste Negra. Se alguém olhar para os anos de peste como um todo, de 1345 a 1666, o padrão é mais claro. Nos anos finais, a peste (por exemplo, a Grande Praga de Londres de 1665) pode ser reconhecida com maior facilidade por meio de relatos, médicos ou não. Além disso, a doença foi interpretada por aqueles que sobreviveram às várias epidemias como uma única entidade, e embora ninguém tenha vivenciado todas elas, é claro, sempre houve médicos que sobreviveram a uma ou duas das epidemias anteriores. A experiência coletiva histórica é de uma única e repetida doença, quase certamente "nossa" peste; ou seja, a doença causada pelo bacilo da peste bubônica. A primeira epidemia atacou uma população que não

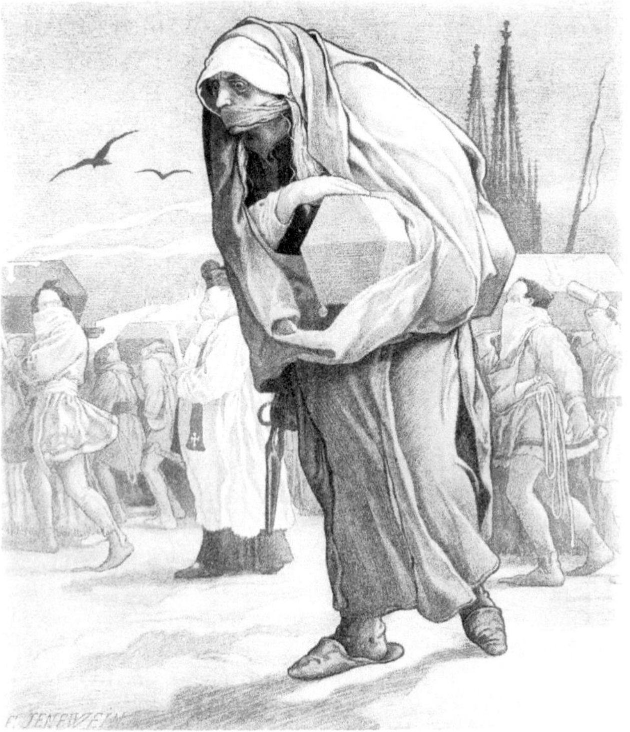

14. Essa litografia moderna feita por Felix Jenewein captura a desolação e o pânico criados pelas repetidas epidemias de peste bubônica ocorridas durante o final da Idade Média e na Idade Moderna. Nossos próprios medos em relação à gripe ou a uma epidemia de varíola ou antraz causada por terroristas mantêm o poder de tal imagem.

tinha experiência imunológica prévia, e há muitos exemplos de surtos devastadores similares de outras doenças (por exemplo, varíola e sarampo) em populações virgens.

A gama de causas apresentada na época variava desde a ira de Deus até a corrupção humana e a preguiça, aos grupos humanos marginais, como judeus e bruxas e ao ar maligno. Causas astrológicas também eram invocadas com frequência. Apesar da variedade de explicações sobrenaturais oferecidas, as repetidas epidemias de peste também aumentaram a consciência sobre as questões de saúde comunitária e resultaram em uma série de medidas como a rotina de quarentena para os navios que chegavam de áreas atingidas, o controle da circulação de pessoas e mercadorias e a inspeção médica. A doença testou os limites das atividades de saúde pública da Idade Moderna e demonstrou o inevitável vínculo que existe entre o Estado e a medicina durante tais épocas de crise. Alguns estudos históricos sugeriram que o cordão sanitário criado ao longo das fronteiras sul e leste do Império Austro-Húngaro podem ter exercido algum efeito para restringir a entrada da peste desde o Oriente Médio, onde ela permaneceu endêmica, e periodicamente epidêmica, por muito tempo depois de ter desaparecido da Europa Ocidental. Viajantes europeus do século XIX aceitaram a possibilidade de cumprir quarentena em um dos lazaretos mantidos para o controle de sua disseminação.

Ao menos, a peste garantiu que as questões de saúde e doença comunitárias continuassem em voga. Até que ponto isso levou à existência de qualquer tipo de infraestrutura permanente de saúde pública é discutível, embora hospitais para vítimas da peste tenham sido construídos por toda a Europa, e estes tenham sido frequentemente usados para isolar e tratar outras doenças infecciosas depois que a peste desapareceu. Em geral, os Estados absolutistas da Europa desenvolveram algumas atividades formais de saúde pública como parte de seus tentáculos burocráticos. A partir do final do século XVII, o conceito de "polícia médica" foi desenvolvido nos Estados falantes de alemão. Seu apogeu foi atingido com a publicação da obra de nove volumes *System der vollständigen medicinischen Polizey* (1779-1827), escrita por Johann Peter Frank (1745-1821), médico cosmopolita e reformador da saúde pública. A palavra alemã "*Polizey/ Polizei*" é normalmente traduzida como "polícia" para o português, e Frank acreditava que grandes poderes deveriam ser concedidos ao seu departamento no governo. Seu enorme trabalho abrangia praticamente a vida em sua totalidade, do berço à sepultura: cuidados com a mãe e com a criança, cuidado infantil, vestimenta, habitação, pavimentação, iluminação e a eliminação de cadáveres. Provavelmente não fomos os primeiros a perceber quantos aspectos da vida humana influenciam diretamente a saúde.

Os últimos volumes da obra de Frank foram publicados de forma póstuma, e a coleção expandiu-se com o tempo assim que a vacinação (que Frank apoiava com entusiasmo) passou a substituir a inoculação de forma sistemática, como uma forma de prevenção específica contra a varíola. Essas duas medidas foram os primeiros agentes preventivos específicos, e embora ambas tenham sido adotadas pelos médicos, suas origens vêm da medicina popular. A inoculação (a palavra em português vem da horticultura e, a grosso modo, é equivalente à palavra "enxerto") consistia na introdução de material retirado de uma pústula de uma vítima de varíola no corpo de alguém que não tinha a doença. Fazia sentido de duas formas. Primeiro, a varíola era uma doença quase universal, com uma significativa taxa de mortalidade, que, dadas as circunstâncias, variava entre 5% e 20%. A analogia com as "festas da catapora", nas quais os pais buscam expor seus filhos a uma criança com a doença e resolver logo o assunto, é apenas parcialmente adequada, uma vez que a inoculação implicava em um risco substancial, mas a estratégia é a mesma, ainda que o risco fosse mais alto. Em segundo lugar, era sabido que um único episódio da doença conferia imunidade pelo resto da vida, e ao se selecionar um caso moderado para a obtenção do material a ser usado na inoculação, a probabilidade de morte pela doença era reduzida.

A inoculação era um procedimento antigo no Oriente. Os chineses a praticavam, usando um pó feito com material contaminado que era aspirado como rapé. Na Turquia, o material era introduzido por meio de um arranhão na pele, e foi essa a técnica aprendida por Mary Wortley Montague (1689-1762) quando esteve em Constantinopla como esposa do embaixador britânico. Seus filhos, que não haviam tido varíola, foram inoculados, e desenvolveram casos moderados da doença. Ela e o médico da embaixada britânica levaram essa inovação para Londres, onde foi adotada, depois que o rei, Jorge II, deixou que seus próprios filhos fossem inoculados pelo cirurgião real. James Jurin, um proeminente médico londrino e discípulo de Isaac Newton, coletou dados estatísticos de uma série de inoculadores e demonstrou matematicamente que as chances de se morrer com a doença eram diminuídas de forma significativa por essa prática.

Na metade do século XVIII, a inoculação havia sido simplificada e tornou-se mais difundida, principalmente depois que o rei da França, Luís XV, morreu em decorrência da varíola, e seu filho, o malfadado Luís XVI, foi inoculado com sucesso em 1774. O procedimento sempre teve seus problemas, entretanto, já que pacientes às vezes morriam com a doença após sua inoculação e, em todo caso, tornavam-se possíveis fontes de disseminação de doença para outras pessoas.

Como muitos outros clínico-gerais, Edward Jenner (1749-1823) por vezes inoculava seus pacientes. Na zona rural de Gloucestershire próxima à sua clínica, era sabido que um mal que ocasionalmente atacava o gado, a varíola bovina, às vezes gerava o que parecia ser uma única pústula nas mãos das ordenhadoras, e que elas pareciam estar protegidas contra a varíola, uma doença mais grave. Embora um fazendeiro chamado Jesty e outras pessoas tenham injetado anteriormente material contaminado com a varíola bovina em indivíduos, com a intenção de prevenir a varíola, Jenner realizou o experimento crucial em 1796 e propagandeou o novo agente preventivo. Ele retirou alguma substância de uma lesão causada pela varíola bovina na mão da ordenhadora Sarah Nelmes e a injetou no braço de um garoto chamado James Phipps, que não havia sofrido de varíola natural. Ele apresentou dores e crostas de ferida em seu braço, mas, com exceção de um dia em que teve febre, permaneceu bem. Seis semanas depois, Jenner o inoculou com material de varíola comum. O garoto não desenvolveu a doença, demonstrando que estava imune.

A Royal Society recusou-se a publicar seu estudo original. Então, em 1798, Jenner publicou por iniciativa própria seu breve tratado sobre o procedimento que chamou de "vacinação", derivando da palavra usada para "vaca" em latim. Como era de se esperar, a nova abordagem gerou algumas críticas contrárias, especialmente quanto à "contaminação" de seres humanos com material animal, e os historiadores questionaram alguns resultados das primeiras vacinações (algumas amostras da "linfa", como se chamava o material a ser usado na vacinação, podem ter sido contaminadas com a varíola comum). Apesar disso, o trabalho de Jenner foi rapidamente adotado na Grã-Bretanha e no exterior. Ele recebeu do Parlamento Britânico dois bons prêmios em dinheiro e pôde se dedicar a promover a causa da vacinação.

"Se pode ser prevenido, por que não o é?", uma vez perguntou aos médicos o futuro rei Eduardo VII. Foi uma boa pergunta, mas a deprimente resposta é que pode custar muito caro, pode não haver vontade política ou médica suficiente, ou as pessoas (e seus médicos) devem ser educados a respeito da prevenção, e a educação nunca atinge a todos. Embora a história da varíola, no fim, tenha terminado como previu o próprio Jenner, com a erradicação da doença, em 1979, essa foi mais uma exceção do que uma regra. A prevenção sempre foi o parente pobre das outras formas de tratamento, apesar da urgência em sua aplicação nas sociedades em processo de industrialização.

Cólera e pobreza: os motores da saúde pública

Os historiadores tradicionalmente viam o movimento da saúde pública do século XIX como uma reação direta à série de pandemias de cólera que ocorreram naquele período. A primeira epidemia a atingir a Europa (a primeira pandemia, que durou de 1817 a 1823, desapareceu de forma gradual depois de se espalhar da Índia até o Oriente Médio e o norte da África) certamente aumentou a consciência sobre a doença comunitária. A partir de 1827, quando a segunda pandemia começou a se disseminar desde seu lar costumeiro, no leste da Índia, a Europa observou com ansiedade enquanto a doença se aproximava cada vez mais. Muitas nações europeias enviaram representantes em algum momento durante os quatro anos de espera para investigar a doença e fazer recomendações sobre qual seria a melhor forma de evitar que atingisse a Europa.

Havia duas fontes principais de preocupação. Primeiro, a doença era nova para o Ocidente, uma doença "exótica" com a qual apenas colonos que viajaram para os trópicos teriam tido alguma experiência prévia. A segunda pandemia atravessou a Europa e se dirigiu à América do Norte, e apresentou aos médicos um grave novo distúrbio com sintomas e taxas de mortalidade alarmantes. O fato de ser nova e ter uma característica epidêmica fez com que muitos falassem sobre o retorno da peste de forma ainda mais perturbadora, já que a peste bubônica à moda antiga parecia ter desaparecido permanentemente do Ocidente.

Em segundo lugar, o padrão de disseminação era enigmático. Na época, duas teorias opostas eram utilizadas para explicar as doenças epidêmicas: a miasmática e a contagionista. Os partidários da teoria miasmática sustentavam que as doenças comunitárias eram disseminadas pelo ar, como resultado de condições atmosféricas ou partículas em suspensão. Pressupunha-se com maior frequência que a fonte da doença era alguma matéria orgânica em decomposição, como lixo, fezes – na verdade, qualquer coisa que causasse mal estar ou cheirasse mal. O poder desse paradigma é fácil de se avaliar: o ar é uma característica comum de determinado lugar, o que explica porque tantos indivíduos podem ser afetados. Isso também ajudava a diferenciar os locais "saudáveis" dos "não saudáveis", dentro de um paradigma que teria sido familiar ao autor do tratado hipocrático *Ares, águas e lugares*. Era a explicação dominante para a gama de doenças, muitas desconhecidas do Velho Mundo, encontradas pelos europeus em áreas tropicais. Elas eram conhecidas, via de regra, simplesmente como "doenças de clima quente", e o calor e a umidade sufocantes e a vegetação exótica eram tão óbvios que invocá-los para explicar padrões de doenças fazia total sentido.

Os partidários da teoria contagionista pressupunham que as doenças epidêmicas eram disseminadas de um indivíduo contaminado a outro. Isso poderia esclarecer muitos aspectos da doença epidêmica, como o fato de que pessoas que cuidavam de indivíduos doentes muitas vezes também contraíam a doença. O contagionismo justificava o desejo instintivo de evitar contato com pessoas que sofriam de doenças perigosas e dava suporte à prática da quarentena. Também se aproveitava do medo coletivo de que a peste e outras doenças assustadoras se originassem dos grupos marginalizados.

Uma corrente intermediária, o contagionismo contingente, era menos linha-dura e mais facilmente adaptável às anomalias que as duas correntes principais tinham dificuldade para explicar. Os partidários do contagionismo contingente sustentavam que as doenças poderiam ser tanto miasmáticas quanto contagiosas, dependendo das circunstâncias. Por exemplo, uma doença poderia penetrar em uma comunidade por meio do ar viciado, mas alguns indivíduos poderiam desenvolver a doença de uma forma que os tornasse focos do contágio. Isso combinava as categorias da maneira que as observações exigiam e cobria todas as frentes. Infelizmente, teorias que explicam tudo geralmente explicam muito pouco.

Algumas poucas doenças, como a varíola e o sarampo, sempre foram vistas como contagiosas, mas a maioria das doenças comunicáveis possuía padrões de incidência e disseminação complicados o bastante para deixar muito espaço para o debate. A teoria microbiana mais tarde viria a apresentar um novo paradigma em relação às doenças transmissíveis e epidêmicas, embora ainda houvesse anomalias: por que duas pessoas expostas à mesma fonte de infecção reagem de formas tão diferentes, a ponto de uma sofrer com a doença e outra continuar completamente sã?

Antes da teoria microbiana, havia pouco consenso, e na prática as comunidades normalmente lidavam com as duas alternativas. Em surtos da peste, por exemplo, a quarentena e o isolamento eram acompanhados de incêndios para purificar o ar e de ramalhetes de flores perfumando os narizes. Na dúvida, faça as duas coisas.

O cólera fez com que essas questões muito antigas fossem deixadas de lado rapidamente. Os observadores enviados para vigiar sua marcha em direção ao Ocidente voltaram com reações confusas. Alguns achavam que era contagioso e as melhores atitudes a serem tomadas pela Europa eram o isolamento e a quarentena. Outros acreditavam que o ar era seu veículo e que melhorias sanitárias simples – aperfeiçoamento da drenagem, manutenção das ruas limpas – eram a melhor defesa. Os governos europeus ouviram às várias opiniões, mas em sua maioria recorreram à solução consagrada de realizar a quarentena e a inspeção de pessoas e produtos que chegassem das áreas infectadas.

Até mesmo a Grã-Bretanha, terra do *laissez-faire*, meteu-se com a ideia da quarentena durante a primeira pandemia que atingiu a Europa Ocidental, a partir de 1830. O cólera chegou à Grã-Bretanha no final de 1831, em Sunderland, um porto na região nordeste, e dali espalhou-se gradualmente em todas as direções, chegando a Londres no começo de 1832. Seu padrão de disseminação convenceu os partidários da teoria miasmática de que o ar era o culpado, e os contagionistas de que era propagado por seres humanos. Quase todos chegaram à conclusão, após o fim da epidemia, de que o sistema de quarentena não havia cumprido sua função. Dali em diante, o plano de ação britânico consistia essencialmente na inspeção dos portos e isolamento de casos suspeitos, abrangendo ambos os paradigmas. A Grã-Bretanha tinha à época, de longe, o maior comércio marítimo e, portanto, tinha mais a perder com o custoso e problemático emprego da quarentena. Uma série regular de conferências sanitárias internacionais foi realizada a partir de 1851, principalmente devido à preocupação com o cólera. A Grã-Bretanha e a Índia Britânica mantiveram-se firmes contra a

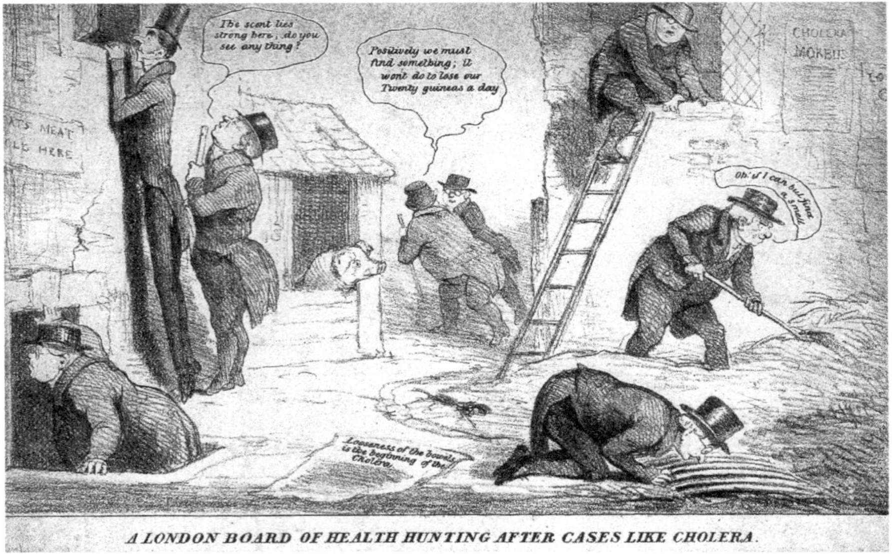
The scent lies strong here; do you see any thing?
Positively we must find something; it wont do to lose our Twenty guineas a day
Oh! if I can but find a smell
CHOLERA MORBUS
Looseness of the bowels is the beginning of the Cholera.
A LONDON BOARD OF HEALTH HUNTING AFTER CASES LIKE CHOLERA.

15. Mesmo durante a primeira epidemia de cólera na década de 1830, era possível ter uma visão espirituosa sobre as reações oficiais. Aqui, burocratas de cartola procuram pelos cheiros incriminatórios, enquanto um porco, confuso, os observa.

aplicação da quarentena como forma rotineira de controle da doença. As consequências econômicas de tal política eram claras para todos, e a política científica da Grã-Bretanha era visivelmente ditada pelos fatores comerciais.

A posição miasmática foi consolidada pela figura principal do início do movimento da saúde pública na Grã-Bretanha, Edwin Chadwick (1800-1890). Advogado de formação, Chadwick havia sido o último secretário do filósofo utilitarista e reformista Jeremy Bentham (1748-1832). Com Bentham, Chadwick aprendeu a doutrina da eficiência e a simples equiparação entre o bem e a felicidade ("o maior bem para o maior número" é o mote do utilitarismo). Chadwick aproximou-se da saúde pública por sua preocupação com a pobreza, e particularmente com os efeitos da Lei dos Pobres, o meio legislativo utilizado para lidar com questões relacionadas com a assistência aos pobres e destituídos. A velha Lei dos Pobres, datada do final do século XVI, havia se tornado terrivelmente inadequada em uma sociedade que passava por um rápido processo de industrialização e urbanização. A Grã-Bretanha foi a primeira nação industrial, e as antigas formas de se lidar com os pobres eram inapropriadas em uma economia de salários industriais, com desemprego periódico, pobreza urbana e uma crescente consciência de classes.

O impacto da primeira epidemia europeia de cólera foi sentido em 1832, um ano movimentado de outras formas. Um projeto de reforma política no Parlamento fez alguns progressos para corrigir a representação parlamentar desigual, consequência das mudanças populacionais decorrentes do rápido crescimento das cidades industriais. O projeto ainda ampliava o direito de voto. O Parlamento formou a Comissão da Lei dos Pobres para avaliar como funcionava a velha Lei dos Pobres e fazer sugestões para sua reforma. Isso aconteceu após anos de intensos debates, parte deles estimulados pela obra de T. R. Malthus, *Ensaio sobre o princípio da população* (primeira edição do original em inglês, 1798; sexta edição, 1826). Malthus havia apontado a natureza ambígua da assistência aos pobres: mantê-los vivos

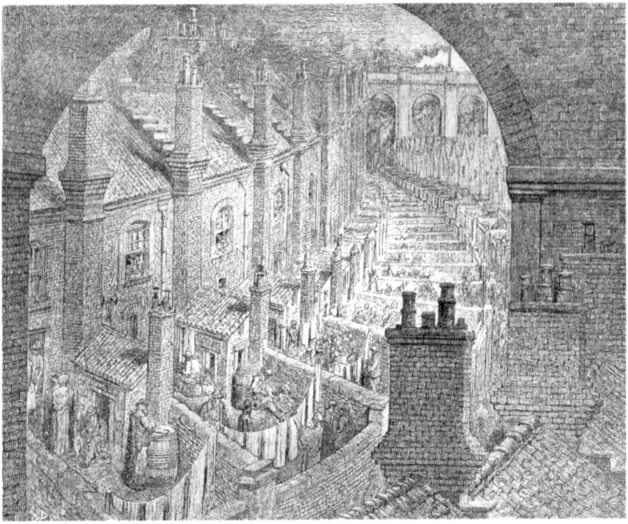

16. A obra de Gustave Doré *London: A Pilgrimage* (1872) capturou brilhantemente a superpopulação e a pobreza da maior e mais rica cidade da Europa.

poderia apenas aumentar o sofrimento com a miséria nas gerações posteriores, quando seus descendentes gerariam ainda mais dependência. A "lei da população" que Malthus elaborou afirmava que, por toda a natureza, a capacidade de reprodução dos organismos sempre superava o número de descendentes com real possibilidade de sobreviver. Os seres humanos não estavam isentos dessa severa lei, com a disparidade causada pelo crescimento geométrico da população se contrapondo ao crescimento aritmético dos meios de subsistência. Doenças, miséria, guerra, vícios e desejos mantinham a população humana baixa, e interferir nesse sistema mantendo mais crianças pobres vivas não produziria um bom efeito a longo prazo.

O dilema malthusiano era apenas uma das questões que deveriam ser levadas em consideração pela Comissão da Lei dos Pobres de 1832. Chadwick era seu coordenador e figura dominante, estando por trás da pesquisa sistemática sobre como as quinze mil paróquias locais aplicavam a velha Lei dos Pobres na prática. Iniciado na época da rainha Elizabeth I, no final do século XVI, esse estatuto foi concebido para providenciar, com o produto dos tributos locais, uma última salvaguarda para as pessoas que não conseguiam se manter por si próprias, por causa de doenças, ferimentos, desemprego ou por outros infortúnios. Projetada para uma sociedade predominantemente estática e rural, a lei tornou-se cada vez menos adequada, ao passo que a Grã-Bretanha ficou mais móvel, industrial e urbana, e atingiu um momento de crise após o encerramento das Guerras Napoleônicas na década de 1810, quando milhares de militares voltaram para casa e não conseguiram arranjar emprego. Com quinze mil autoridades locais diferentes a administrando, havia uma enorme disparidade, algo que ofendeu profundamente os princípios utilitaristas de Chadwick. O relatório dos comissários, publicado em 1834 e usado como base para a nova Lei dos Pobres nesse mesmo ano, sugeria a racionalização e unificação das operações, para que regras e regulamentos similares abrangessem o país inteiro.

Essa nova Lei dos Pobres, tão odiada por muitos devido à sua severidade, serviu como mecanismo de assistência aos pobres até sua abolição em 1929. Chadwick queria ser um comissário do novo departamento do governo, mas teve que se contentar com o posto de secretário. A administração diária da nova Lei dos Pobres inevitavelmente confrontou Chadwick com as relações entre a pobreza e a doença. Os médicos haviam percebido há tempos que as doenças epidêmicas geralmente atingiam mais os pobres que os ricos, e presumiram que isso estava associado às suas condições de vida em meio à superpopulação, com uma dieta escassa e outras armadilhas do desejo. A preocupação inicial de Chadwick era com o fato de que muitas das solicitações dos benefícios da Lei dos Pobres aconteciam porque o provedor da família havia ficado doente e não podia trabalhar.

A doença, dessa forma, podia empobrecer uma família. A proposição inversa era mais sutil: a pobreza em si causa a doença? Chadwick e muitos de seus contemporâneos preferiram dar um caráter moral à pobreza *per se*, sustentando que sua causa fundamental seria o fracasso individual: casamentos imprudentes, incapacidade de economizar, gastos com bebida e outros vícios. No entanto, como a doença era um fator importante na origem da pobreza, concluiu que a prevenção do que chamava de "doenças da sujeira" aliviaria o fardo do imposto da pobreza. Como ardente adepto da teoria miasmática, ele atribuía doenças da sujeira como o cólera, o tifo e a escarlatina ao fedor produzido pela matéria orgânica em decomposição. A solução foi simples: limpeza. A sujeira causava a doença; a limpeza a evitava.

A jornada que transformou Chadwick de reformador da Lei dos Pobres em alguém obcecado com a prevenção de doenças ocorreu durante os poucos anos entre 1834 e 1842, quando publicou um texto clássico sobre os primórdios do movimento da saúde pública: "Report on the Sanitary Condition of the Labouring Population of Great Britain". Ele usou os novos métodos estatísticos da época (o registro civil de nascimentos, casamentos e mortes começou em 1837) para quantificar as espantosas discrepâncias de taxa de mortalidade e de expectativa média de vida existente entre as áreas superpopulosas urbanas e as áreas rurais, bem como entre os ricos e os pobres. Para solucionar o problema das doenças da sujeira, Chadwick propôs o que chamou de sistema arteriovenoso de distribuição de água e escoamento de esgoto. Se água corrente fosse fornecida às famílias, a limpeza seria mais fácil; se o esgoto fosse escoado através de canos à prova de vazamentos, os problemas das fossas sanitárias e da contaminação do solo seriam resolvidos. Além disso, se o esgoto fosse escoado das cidades até usinas de tratamento, poderia ser transformado em guano, que seria vendido a fazendeiros mediante lucro. A produção agrícola aumentaria, melhorando assim a nutrição. Foi uma solução elegante de engenharia para a saúde pública, boa em seu contexto, embora não resolvesse todos os problemas que a limitada visão de Chadwick enxergava como causadores de doenças.

Ele teve sua chance de influenciar a saúde pública em 1848, quando o cólera ressurgiu e um Conselho de Saúde foi criado, com Chadwick como um de seus três membros (um quarto membro, médico, juntou-se ao grupo mais tarde). O Ato do Parlamento que constituía o Conselho era amplamente permissivo, deixando que as comunidades apontassem um chefe de serviços médicos se dez por cento de seus contribuintes fizessem uma solicitação. Só era obrigatório haver um chefe de serviços médicos quando a taxa de mortalidade bruta da região fosse maior que 23 mortes por mil. A cláusula permissiva era uma espécie de cavalo de Troia, já que os chefes de serviços médicos melhoravam a imagem da prevenção e chamavam a atenção do público para os demais profissionais em todo o país, com fundamentação legal. Essa passagem da permissividade a uma legislação mais formal tornou-se o padrão para as sociedades neutras e mais liberais, de forma que ainda se faz presente. A investigação de qualquer questão social revela outras que necessitam de atenção.

No decorrer de sua longa vida, Chadwick nunca abandonou seu conceito de doença da sujeira, nem o do poder de cura da limpeza. Ele deixou o cargo contra sua vontade, em 1854, apesar do retorno do cólera. Seu estilo ditatorial lhe trouxe inimigos demais, e ele queria que uma legislação compulsória entrasse pela porta da frente. Ela veio, aos poucos e gradualmente, pela porta dos fundos.

Enquanto isso, a natureza das doenças da sujeira tinha seu conceito redefinido. As pessoas só vieram a perceber em retrospecto que o microscopista italiano Filippo Pacini (1812-1883) havia descrito, durante a pandemia de 1854, o organismo causador do cólera. No mesmo momento, o anestesista, epidemiologista e clínico-geral londrino John Snow (1813-1858) demonstrou que o cólera não é transmitido pelo ar, e sim pela água. Snow era um médico aprendiz na época do primeiro surto do cólera em 1831 e 1832, e estudou a doença como um médico ambicioso e estabelecido durante as epidemias londrinas de 1848 e 1854. Ele apresentou boas evidências, com base na epidemia de 1848, de que a doença era transmitida por água contaminada com fezes e chegou à conclusão por meio de dois experimentos comunitários clássicos no ano de 1854. O experimento da bomba do poço na Broad Street é o mais famoso, o lendário. Essa bomba, que ficava no Soho, centro de Londres (a rua é atualmente chamada de Broadwick Street), servia a muitas casas, a maioria delas sem acesso direto a água corrente. Depois de investigar sistematicamente, casa por casa, os casos ocorridos na região de uma única bomba, e de seguir casos de pessoas de fora que haviam bebido água originada do poço, ele a apontou como fonte da doença. Um esgoto a céu aberto escoava para dentro do poço. A dramática remoção da manivela da bomba foi mais simbólica do que eficaz, pois a epidemia já havia entrado em declínio, mas o incidente atraiu uma boa atenção.

Sua segunda investigação epidemiológica foi mais impressionante. Ele comparou a incidência de pessoas que consumiam água do Tâmisa de duas companhias diferentes: uma filtrava a água e a captava na parte de cima do rio, antes do ponto onde os esgotos de Londres eram esvaziados; a outra utilizava água sem filtragem de um ponto mais abaixo, com resíduos do esgoto e tudo mais. Em alguns casos, pessoas de uma mesma rua, que moravam em habitações similares e respiravam o mesmo ar, tinham contratos de fornecimento com uma ou outra das empresas. Ele demonstrou que pessoas que usavam a água da companhia "ruim" tinham treze vezes mais chances de contrair cólera que as pessoas que usavam a água melhor.

Os dados obtidos por Snow parecem óbvios para nós. Mas não o eram para a maioria de seus contemporâneos, e a natureza e a causa do cólera continuaram a ser debatidas por décadas, até mesmo depois que Robert Koch descreveu o organismo em 1884, na era da bacteriologia. Velhas ideias são difíceis de matar, ainda que, quando o cólera atingiu Hamburgo durante a pandemia nos anos de 1890, mais pessoas tenham ouvido a Koch do que haviam feito com Snow décadas antes. Suas evidências eram impressionantes, assim como as de Snow. Como mostrará o próximo capítulo, apenas com a chegada da ciência foi que heróis de verdade surgiram na medicina moderna.

Estabelecendo a burocracia da saúde pública

"No início, havia a Palavra", diz o Evangelho de São João. Agora, geralmente, há o número. Vivemos pelo relógio, seguimos as altas e baixas do mercado de ações ou das taxas de hipoteca, sentimos os dias mais quentes ou mais úmidos do mês desde que isso começou a ser registrado. A sociedade contemporânea é permeada por números; eles regem nossas vidas.

Os dados na saúde pública são inevitavelmente numéricos. Se o movimento da saúde pública era em grande medida um produto da industrialização e da urbanização que transformaram o mundo ocidental a partir do século XVIII, ele também dependia da mentalidade numérica que acompanhava os lucros e prejuízos do sistema industrial, da utilização do poder do vapor, da contabilidade de dupla entrada e do censo demográfico nacional. Como nós, os vitorianos se sentiam desconcertados por fatos e dados.

Três dimensões para a quantificação da medicina (e da sociedade de forma mais geral) devem ser destacadas: pesquisa, inspeção e significância.

A pesquisa é o mais básico. A Comissão da Lei dos Pobres de 1832 foi descrita como a pioneira da pesquisa nacional, e isso certamente era uma novidade para a época. Chadwick e os demais membros da comissão enviaram um questionário detalhado para cada uma das paróquias responsáveis pela assistência da Lei dos Pobres e tentaram coordenar as respostas. No final da década de 1830, Chadwick requisitou a coleta de dados sobre a relação entre a pobreza, a superpopulação e as doenças da sujeira. Um dos primeiros atos do sucessor de Chadwick como líder do movimento da saúde pública britânico, John Simon (1816-1904), foi uma pesquisa por toda a Europa sobre a vacinação e sua eficácia, por causa da preocupação em se fazer cumprir a vacinação compulsória. Essa pesquisa o convenceu de que a forma de se prevenir a varíola era ter uma política ativa de vacinação gratuita. Durante seu tempo no cargo, Simon ficou cada vez mais desiludido com a persuasão como ferramenta para atingir objetivos na saúde pública, e sob sua liderança, a Grã-Bretanha conquistou um sistema de vacinação custeado pelo governo, gratuito, universal e compulsório, com punições em caso de desobediência.

Por todo o mundo desenvolvido, durante as décadas intermediárias do século XIX, o poder do número tornou-se valorizado. Questões sociais com ramificações médicas eram repetidamente investigadas com pesquisas. Questões de pobreza, trabalho infantil, condições das fábricas, adulteração de comida, abastecimento de água, prostituição, padrões de construção e, claro, doenças epidêmicas, todas foram analisadas.

A investigação de um problema frequentemente revelava outros que necessitavam de atenção. Por exemplo, a preocupação com o emprego de crianças pequenas em trabalhos mal pagos e opressivos levantava mais questões gerais de educação e de saúde infantil. O personagem Mr. Gradgrind, de Charles Dickens, não era a única pessoa na Europa do século XIX que queria "fatos", e os "fatos" cada vez mais eram apresentados em uma tabela ou de outra forma quantitativa.

Se a pesquisa revelava todos os tipos de questões médicas e sociais, a inspeção era uma estratégia complementar que objetivava acompanhar sistematicamente tendências ou problemas mais preocupantes. Muitas estruturas de inspeção têm uma longa história. Por exemplo, nos tempos medievais, os açougueiros franceses podiam esperar por visitas periódicas de inspetores para examinar a carne que vendiam. Mercados e feiras eram administrados seguindo uma regulamentação. Fronteiras, portos e cidades muradas eram guarnecidos, especialmente durante surtos de peste bubônica ou de outras doenças epidêmicas; pessoas e produtos eram inspecionados. De qualquer forma, monarcas absolutistas e déspotas precisavam ter informações sobre as idas e vindas de seus inimigos. O FBI, a CIA, o MI5 e a KGB tiveram muitos antecessores, embora a maior parte das primeiras redes de vigilância tenha se ocupado com segurança e controle e não com a saúde.

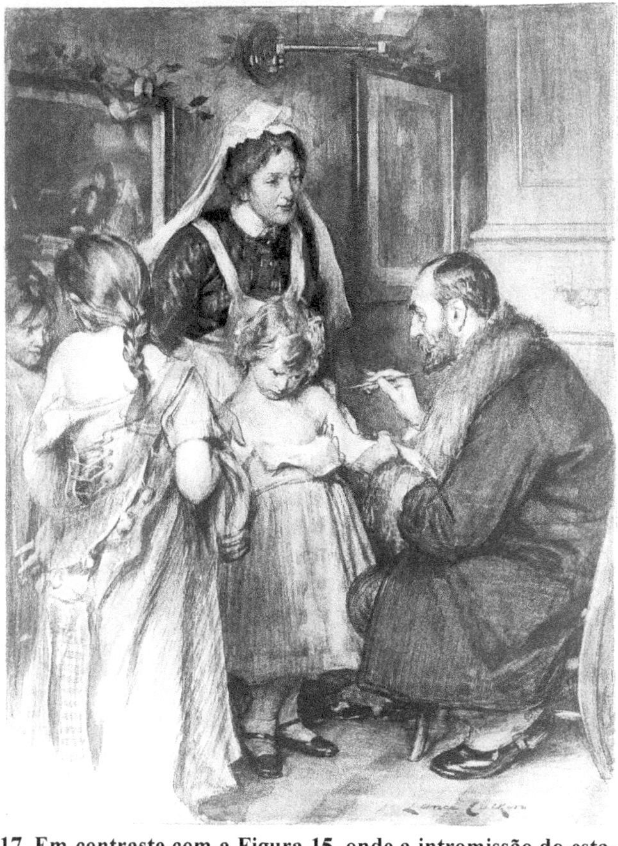

17. Em contraste com a Figura 15, onde a intromissão do estado em assuntos públicos é tratada como objeto de sátira, nessa imagem de autoria de Lance Calkin (ca. 1901), o vacinador oficial é visto como uma figura de autoridade, calmamente executando seu trabalho de proteger essas garotinhas da varíola.

Assim que as leis são publicadas é necessário um policiamento, e os chefes de serviços médicos, médicos de fábrica, autoridades médicas portuárias e uma gama de outros indivíduos relacionados com a saúde pública tornaram-se parte visível da sociedade ocidental do século XIX.

O exemplo cabal das funções de polícia concedidas aos oficiais responsáveis pela saúde pública, bem como aos profissionais comuns de medicina, é visto na criação do conceito de doença notificável. Um grande número de comunidades locais havia insistido que os casos de varíola deveriam ser notificados às autoridades centrais. A partir da década de 1880, no rastro do surgimento da bacteriologia, programas nacionais foram inaugurados e diversas doenças foram identificadas como contagiosas e como riscos à saúde pública. Varíola, escarlatina, febre tifoide e, com o tempo, tuberculose e sífilis tornaram-se doenças cujo risco ao público em geral foi considerado maior que o valor da privacidade e do tratamento individual por um médico. Era exigido dos médicos que adicionassem a inspeção a suas outras tarefas (a resistência à burocracia diminuiu depois que eles começaram a ser pagos para preencher formulários), e apesar dos chefes de serviços médicos e seus equivalentes em outros países terem ocupado a linha de frente, esperava-se que todos os médicos se juntassem ao grupo.

O alcance das questões legais, médicas e éticas envolvidas com a inspeção é claramente visto no famoso caso de Mary Mallon (1869-1939), a "Maria Tifoide". Essa mulher, nascida na Irlanda, trabalhou como cozinheira para uma série de famílias ricas de Nova York na primeira década do século XX. Ela era completamente sã mas apresentava todas as características que Robert Koch havia identificado como sendo o "estado de portador", ou seja, irradiava a bactéria da febre tifoide sem que ela própria sofresse dos sintomas da doença. Ela infectou membros de diversas famílias, e os surtos isolados foram investigados pelos funcionários da saúde pública. Uma imigrante com educação limitada e consciência sobre não fazer o que considerava errado, Mary era, no entanto, uma ameaça à saúde pública e foi encarcerada por seu "crime".

A pesquisa era a atividade daqueles que pretendiam descobrir novas associações; a inspeção tornou-se obrigação de todos os médicos que encontrassem um paciente sofrendo de doenças notificáveis. A estatística tornou-se a especialidade de todos aqueles treinados especificamente para entender a natureza das correlações e causas. O movimento moderno da saúde pública surgiu ao mesmo tempo que as sociedades estatísticas, e por muitas razões similares. Ambos eram uma reação à industrialização, e tanto o movimento quanto às sociedades eram compostos por muitos membros em comum.

Embora a teoria matemática da probabilidade tenha sido desenvolvida a partir do final do século XVII, sua parceira matemática contemporânea, a "estatística" era, no início do século XIX, muito menos sofisticada. As sociedades estatísticas eram em sua maioria dedicadas a agrupar muitas observações e apresentar seus resultados na forma de tabelas. A introdução do registro civil de óbitos em muitos países europeus levou à apresentação anual de tabelas com as causas das mortes, e ao mesmo tempo exigiu esforços internacionais para se estabelecer um padrão de categorias de diagnóstico. Ainda que muitas das categorias de doenças baseadas em sintomas (como "febre" ou "icterícia") tenham deixado de ser consideradas doenças por si só, a nosologia manteve sua importância, pois os médicos, tanto dentro quanto fora do continente, queriam ter certeza das doenças que eram colocadas nas certidões de óbito ou nos relatórios anuais dos hospitais.

De importância igualmente duradoura, a "significância" foi introduzida na estatística por meio do trabalho do primo de Charles Darwin, Francis Galton (1822-1911). Galton ficou intrigado com a natureza da hereditariedade e desenvolveu métodos matemáticos para analisar as contribuições relativas dos pais, bem como dos avós e de outros ancestrais, para a constituição herdada geneticamente de um indivíduo. Como pai da eugenia, ele se preocupava em especial com o que entendeu ser a diferença da taxa de natalidade entre os pobres apáticos e os pais responsáveis de classe média. Ele mediu muitos atributos humanos, como altura, longevidade, força muscular e o "sucesso" na vida. Colocou a herança genética na equação da saúde pública, um campo que até então estava mais preocupado com questões ambientais como a superpopulação e a sujeira. Depois de Galton, tanto natureza quanto criação tiveram que ser considerados.

Embora Galton tenha estudado matemática e medicina (mas nunca exerceu), foi seu discípulo Karl Pearson (1857-1936) quem colocou a estatística no centro tanto da ciência experimental quanto da medicina clínica. Nossa noção de significância estatística, com seu valor p (o nível de noventa e cinco por cento de confiança de que a variável sendo medida está correta), deve muito a Pearson. Ele estudou a herança genética na tuberculose e no alcoolismo, mas se interessava mais por seu papel na biologia evolutiva. Seus pupilos e seguidores colocaram a matemática no centro da epidemiologia e da avaliação de novas terapias por meio da criação dos ensaios clínicos.

Esses avanços do século XX transformaram as simples pesquisas e tabulações dos primeiros defensores da saúde pública. Mas a mensagem do século XIX passada por aqueles que se preocupavam com as doenças dentro da comunidade foi mantida: os fatos são importantes, e os números também. O *méthode numérique* que Louis usou tão bem dentro do hospital teve uma repercussão fora dele. Os dados tiveram que ser avaliados no hospital, na comunidade e no laboratório, e as ferramentas matemáticas e estatísticas ganharam uma importância cada vez maior na investigação médica e na prevenção de doenças nos dias de hoje.

Capítulo 5

Medicina no laboratório

Fazendo da medicina uma ciência

A medicina ocidental sempre se considerou científica, mas o significado dessa palavra mudou. Os hipocráticos teriam se colocado nas fileiras da ciência (os gregos teriam usado termos como "filosofia natural"). Os muitos seguidores de Galeno também fariam o mesmo. A medicina praticada por eles possuía dois atributos científicos fundamentais.

O primeiro era uma racionalidade implícita que supunha que, dadas suas visões de mundo, suas ações – os diagnósticos e as terapias – faziam sentido. Naturalmente, essa é uma visão relativista da ciência, uma vez que a medicina astrológica também é racional, pressupondo que se aceite haver uma influência dos planetas e das estrelas sobre o comportamento humano e os acontecimentos terrenos. Para descartá-la, é necessário que se despreze os princípios implícitos, não a racionalidade que governou todo o processo de pensamento.

O segundo era o fato de que a prática da medicina sempre teve sua raiz na experiência, de onde também se deriva a palavra *experimento*. A experiência disse aos médicos e a seus pacientes que a sangria, por exemplo, ajudava, ou que milhares de outros remédios que parecem ineficazes, ou até repulsivos, para nós, eram exatamente o que o médico queria. Historiadores podem atribuir essas descobertas ao poder de cura da natureza, ao fato do paciente ficar melhor apesar disso, e não por causa disso, ou à antiga falácia lógica com que já nos deparamos antes: *post hoc, ergo propter hoc*. Esses julgamentos retrospectivos não invalidam o que aqueles que participaram da história interpretaram como uma medicina racional e científica.

Desde o princípio da Idade Moderna, no entanto, a experiência passou a incorporar cada vez mais o experimento, que com frequência acontecia em um laboratório. A palavra significa literalmente um lugar onde alguém trabalha, e os laboratórios ficavam inicialmente nas casas das pessoas. Eram apenas cômodos reservados por aqueles com tempo livre o bastante para investigar os segredos da natureza. O laboratório primitivo característico, aquele que é retratado com mais frequência, é o utilizado pelo alquimista, como se chamavam os filósofos naturais que tentavam aprender como transformar metais inferiores em ouro. As ferramentas dos alquimistas eram a fornalha, o destilador, reagentes, a balança e frascos de tamanhos variados. Aqueles que se interessavam por anatomia, fisiologia e outras ciências da vida possuíam mesas de dissecação, instrumentos cirúrgicos, e outros equipamentos utilizados para medir qualquer parâmetro que fosse objeto da investigação. O médico belga J. B. Van Helmont (1579-1644) manteve uma muda de árvore em um vaso por cinco anos, regando-a regularmente com água de chuva. Ele então pesou a árvore e o solo que a cercava. O peso do solo era mais ou menos igual ao de quando havia sido plantada a muda, enquanto a árvore passou a pesar mais de 74 kg, um aumento que Van Helmont atribuiu à água. Na Itália, Santorio Santorio (1561-1636) projetou uma cadeira que podia usar para pesar a si mesmo com precisão e mantinha um meticuloso registro do peso da comida e da bebida que ingeria, bem como do peso de seus excrementos. A diferença era o que havia perdido com a "perspiração insensível", como a chamou. William Harvey dissecou cobras, sapos e outras criaturas de sangue frio para observar melhor os detalhes do batimento cardíaco, em seu empenho para entender o "movimento do coração" e a circulação do sangue. Albrecht von Haller (1708-1777) conduziu uma ampla série de experimentos em animais vivos para diferenciar a irritabilidade (a capacidade de reagir a estímulos externos, uma propriedade dos músculos) e a sensitividade (a capacidade de sentir, resultado da função nervosa). O impulso da experimentação na medicina segue uma longa tradição, frequentemente envolvendo o espírito quantitativo. O que pode ser medido pode ser conhecido.

Uma ferramenta entre muitas que poderiam ser encontradas nesses primeiros locais de trabalho científicos era o microscópio. Havia problemas, percebidos na época, de distorção e aberração óptica, e historiadores muitas vezes desprezavam a microscopia antes do século XIX por considerá-la uma brincadeira de ricos imaturos. Estudos recentes mostraram o quanto a microscopia foi importante em debates científicos sérios desde o início de seu uso, no século XVII, principalmente por Antoni van Leeuwenhoek (1632-1723), um microscopista autodidata que trabalhava como vendedor de tecidos na Holanda, e Robert Hooke (1635-1703), também de origens humildes mas que rivalizava com Isaac Newton na amplitude de sua pesquisa. Hooke cunhou a palavra "célula" em sua obra *Micrographia* (1665). Logo que o microscópio permitiu aos indivíduos que testemunhassem o novo mundo que revelava, os problemas técnicos foram deixados de lado como uma inconveniência comparados às possibilidades que eram criadas. No século XIX, o microscópio tornou-se símbolo do cientista médico, ocupando um papel idêntico ao que desempenhou o estetoscópio em relação ao clínico progressista.

Células: cada vez menores

A unidade básica utilizada para a compreensão médica da doença foi constantemente refinada. O humoralismo trabalhou com o corpo como um todo; Morgagni usou os órgãos como seu modelo padrão; Bichat percebeu como os tecidos eram importantes para classificar e analisar mudanças patológicas. Então as células tornaram-se a peça central e permaneceram dessa forma mesmo depois que estruturas sub-celulares e moléculas foram identificadas como componentes cruciais para a dinâmica dos processos das doenças.

A teoria das células, que finalmente emergiu vitoriosa nos anos 1830, pode ser vista como a pedra fundamental tanto da ciência médica quanto da biologia modernas. A palavra *biologia* data de 1801, enquanto *cientista* só foi cunhada em 1833. Essas duas palavras sugerem que algo essencial mudou durante aquelas décadas. No início do século XIX, diversas teorias sugeriam a existência de algum tipo de unidade microscópica da qual organismos inteiros eram compostos. Algumas dessas unidades, como os glóbulos, eram na verdade artefatos causados pelos microscópios usados na época. Os problemas técnicos foram em grande parte solucionados no final da década de 1820. Regularmente surgiam descrições de unidades que eram reconhecíveis como sendo nossas células, bem como seu conteúdo, especialmente o núcleo. Então, nos anos consecutivos de 1838 e 1839, dois cientistas alemães, Mathias Schleiden (1804-1881) e Theodor Schwann (1810-1882), sugeriram que as células eram os elementos que formavam a estrutura, respectivamente, das plantas e dos animais. O fato de ambos serem alemães não era uma coincidência, já que boa parte da pesquisa biomédica moderna originou-se na Alemanha, dentro do sistema universitário alemão. Schleiden era um acadêmico de botânica, mas Schwann, com formação médica, era pupilo do mais importante professor de ciência médica, Johannes Müller (1801-1858). Schwann teve um início de carreira incrivelmente bem-sucedido como pesquisador, fazendo descobertas fundamentais sobre a natureza da fermentação e da digestão, bem como elaborando sua teoria das células. Ele sustentava que organismos complexos eram coleções de células integradas e que, por consequência, as funções, tanto normais quanto patológicas, deveriam ser compreendidas partindo do pressuposto de que essas entidades estavam vivas. Ele acreditava que as células primitivas, por exemplo, nos estágios iniciais de desenvolvimento do embrião, ou em tecidos que estavam inflamados, poderiam cristalizar-se a partir de um fluido amorfo que chamou de "blastema". Essa teoria pareceu compatível com o que o microscópio poderia revelar e a sua ideia de que a vida era produto de um processo essencialmente físico.

Schwann logo abandonou seu confiante materialismo e passou as últimas décadas da vida construindo especulações religiosas e filosóficas. Sua teoria das células, no entanto, teve aceitação geral e foi modificada e aplicada à medicina

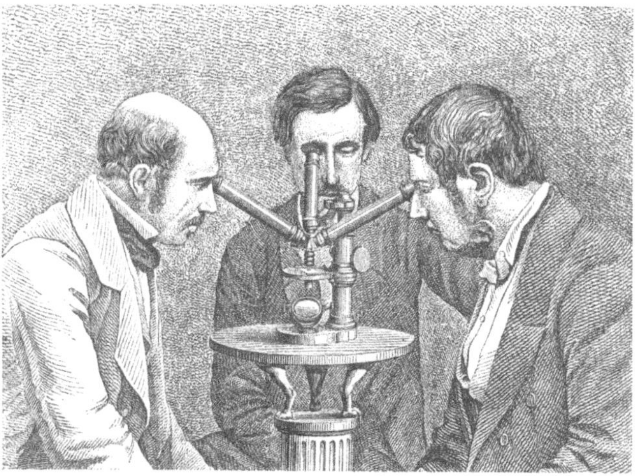

18. Um dos problemas permanentes da microscopia era o fato de que só uma pessoa por vez conseguia ver a imagem. Robert Koch tornou a experiência mais pública ao usar uma câmera para registrar as imagens; uma solução mais amigável, datada de 1871, foi esse microscópio com três tubos, que oferecia uma verificação objetiva da imagem aumentada.

por outros pesquisadores, especialmente Rudolf Virchow (1821-1902), figura dominante na ciência médica alemã do século XIX. Virchow foi um liberal durante toda sua vida, em uma sociedade alemã cada vez mais militante, e durante a juventude teve uma veia de radical político. Ele encabeçou um grupo reformista formado por jovens médicos durante as revoluções que acompanharam a epidemia de cólera em 1848 e passou um certo tempo nas barricadas montadas pelos revolucionários em Berlim. Com intenção de afastá-lo para um lugar remoto, as autoridades prussianas o mandaram investigar uma epidemia de tifo na Alta Silésia, que agora é parte da Polônia, mas à época estava sob influência da Prússia. Ele escreveu um relatório que não era o que as autoridades gostariam de ler, atribuindo a causa da epidemia à carência social, à pobreza, ao analfabetismo e à desigualdade política. Essa e outras epidemias similares seriam controladas melhor, argumentou, por meio da democracia, da educação e da justiça econômica. Ele acreditava que o simples ato de fazer campanha por tais reformas era um importante papel a ser desempenhado pelos médicos. Eles eram os defensores naturais dos pobres, já que sua profissão os colocava em contato direto com as causas econômicas e sociais das doenças.

Virchow sempre manteve seu interesse pela política e pelas reformas sanitárias, atuando no parlamento alemão e no Conselho de Saúde de Berlim. Gostava de comparar o corpo político ao corpo humano, com as células retratadas como os cidadãos do corpo. Médicos tinham que enfrentar diariamente os efeitos adversos que a pobreza causava à saúde. Esse homem incansável ainda investiu em seus interesses nas áreas de antropologia e arqueologia e editou diversos periódicos e livros de múltiplos volumes. A revista de patologia que fundou e editou por mais de meio século ainda é publicada, conhecida como *Virchows Archiv*. E é sobretudo como patologista que ele é lembrado. Sempre convencido de que o microscópio era fundamental para a compreensão dos processos das doenças ("Aprenda a enxergar microscopicamente", ensinava a seus alunos), Virchow pegou teorias anteriores sobre as células e aplicou-as à medicina. Ele veio a duvidar de que o "blastema" de Schwann fosse a fonte de novas células, como aquelas no desenvolvimento embrionário inicial ou nas respostas inflamatórias dos tecidos, argumentando em vez disso que *todas* as células originavam-se de células-mãe (*Omnis cellula e cellula*). Embora o slogan não fosse originalmente seu, Virchow convenceu o mundo científico de que as células não se cristalizavam ou eram geradas espontaneamente, mas que eram resultado da divisão celular. Ele elaborou sua patologia celular na década de 1850, por meio de uma série de artigos, a maioria em seus próprios periódicos, e em 1858, de volta a Berlim depois de sete anos como professor de patologia em Würzburg, publicou uma série de palestras, sob o nome *Cellular Pathologie*. Nessa obra, demonstrou como as células eram as unidades fundamentais das atividades fisiológica e patológica, e que eventos clínicos rotineiros, como inflamações agudas e crônicas, crescimento e propagação do câncer e reações corporais a estímulos externos como irritação ou pressão poderiam ser proveitosamente conceitualizados em nível celular. Ele posicionou a célula no centro da patologia, mesmo enquanto elaborava um princípio biológico mais geral.

Virchow fez muitas observações importantes sobre uma série de doenças, como a flebite, a embolia, os cânceres e a amiloidose, uma doença rara de que ainda não se sabe muito a respeito. Também foi o mais influente professor de patologia do século XIX, e muitos dos líderes subsequentes desse campo passaram por seu instituto em Berlim. Ele conduziu alguns experimentos ativos com animais, mas passou a maior parte de seu trabalho examinando tecidos e células patológicos e relacionando suas próprias descobertas aos problemas clínicos ocorridos ao longo da vida dos pacientes. Ele testemunhou o desenvolvimento de novas técnicas de microscopia, como o uso de micrótomos para cortar fatias finas de tecidos, melhorando assim sua observação, e de soluções corantes para destacar componentes das células, como seu núcleo e corpos no citoplasma. Embora ele fosse um tanto experimentalista, a patologia experimental só passou a ser respeitada em um momento tardio na vida de Virchow, por meio da bacteriologia. Virchow seguiu essa disciplina com interesse, mas nunca endossou com entusiasmo a teoria microbiana.

Germes: a nova palavra de ordem

No panteão da medicina, há poucos santos que sejam mais reverenciados que São Louis – Louis Pasteur (1822-1895). O fato de ele nem ao menos ser um médico qualificado, mas com formação em física e química, diz muito sobre a importância crescente da ciência para a medicina. Ele ter trabalhado principalmente em um laboratório, vindo apenas mais tarde à cabeceira para observar enquanto médicos aplicavam sua vacina contra a raiva, lembra-nos do lugar que o laboratório ocupa no quadro geral da medicina moderna.

Tradicionalmente, a teoria microbiana foi vista como o princípio de uma medicina eficaz e, portanto, moderna. Historiadores revisionistas às vezes apontam que a descoberta de que microrganismos causam muitas das mais importantes doenças da história – tifo, tuberculose, sífilis, cólera, malária, varíola, gripe, e muitas outras – levou décadas de debates até que alguma forma de consenso fosse alcançada. Além disso, como também enfatiza esse registro revisionista, a medicina continuava a ser ineficiente do ponto de vista terapêutico muito tempo depois da morte de Pasteur. O surgimento de novas doenças, como a infecção por HIV, a febre de Lassa e a doença do legionário, a disseminação da resistência aos medicamentos entre os microrganismos e a crescente preponderância de doenças crônicas não-infecciosas nas sociedades ocidentais puseram a teoria microbiana sob uma outra perspectiva. A partir da década de 1950, Thomas McKeown (1912-1988), um professor de medicina social em Birmingham, publicou uma influente série de estudos sustentando que o declínio das taxas de mortalidade nas sociedades ocidentais havia sido causado principalmente pelas melhorias na alimentação e nos padrões gerais de vida, e que a medicina organizada havia contribuído pouco, pelo menos até o passado recente.

Nessas visões sobre a medicina do século XIX, tem-se que o trabalho de Pasteur, Robert Koch (1843-1910) e os demais proponentes da microbiologia, da bacteriologia e das disciplinas laboratoriais relacionadas pode ter realizado uma pesquisa interessante, mas seu valor fundamental para os pacientes e a expectativa de vida teria sido exagerada. O que exatamente eles descobriram, e isso teve tanta importância assim?

Pasteur não foi o primeiro a ver bactérias e outros microrganismos, nem a falar sobre os "germes da doença". Mas suas pesquisas, a partir do final da década de 1850, carregam uma lógica maravilhosa, e para alguns cientistas é mais fácil associar uma carreira inteira com uma série de observações e oportunidades casuais onde o todo é maior que a considerável soma de suas partes. Ele se interessou por microrganismos enquanto estudava a cristalização, e demonstrou que cristais de ácido tartárico (um subproduto da indústria do bronzeamento) criados pelos meios químicos comuns sempre eram opticamente neutros, enquanto aqueles obtidos após a ação dos microrganismos desviavam a luz polarizada. Isso o convenceu de que organismos vivos possuíam capacidades especiais e levou-o a estudar as propriedades das leveduras e de outros organismos de importância industrial usados na produção de cerveja e de pão e na fermentação. Seus experimentos icônicos sobre a geração espontânea mantiveram-no ocupado por diversos anos no começo da década de 1860, e tiveram uma repercussão notável depois da publicação de *A origem das espécies* (1859) de Darwin. Seus famosos frascos "pescoço de cisne", cujo formato evitava a contaminação por via aérea depois que soluções haviam sido fervidas para esterilizá-lo, são parte da carinhosa imagem que formamos a seu respeito.

Para ele, esses experimentos demonstraram que a geração espontânea de microrganismos não acontece, e Pasteur venceu os debates públicos que teve com um colega que os repetia e frequentemente encontrava uma abundância de microrganismos no fluido. A análise das anotações encontradas no laboratório de Pasteur mostrou que seus experimentos às vezes também "falhavam" (isto é, encontrava-se frascos com organismos dentro), mas que estes resultados eram silenciosamente descartados. Ele trabalhava com o bacilo do feno (assemelhado ao agente causador do antraz) e a forma esporulada desta bactéria é resistente ao calor, então era possível esperar resultados "negativos" de seus experimentos. Ao suprimi-los, Pasteur exigiu que seus oponentes dessem seu melhor. Ele sempre teve o dom espantoso de apostar no cavalo certo e permanecer firme em suas convicções.

Conjuntamente aos seus experimentos sobre a geração espontânea, Pasteur estudou com persistência o papel das leveduras e de outros microrganismos como a razão de diversos tipos de fermentação: a cerveja, o vinho e o leite azedo. Schwann e outros cientistas alemães haviam concluído que essas importantes reações cotidianas eram meramente químicas, mas Pasteur insistiu que eram necessários organismos vivos para produzi-las e que, portanto, seriam processos vitais. Ele forneceu dados práticos importantes para fabricantes de vinho e cerveja, bem como introduziu a *pasteurização* como forma de esterilizar substâncias como o leite, retardando sua deterioração.

Tal era sua reputação que, por volta de 1870, foi chamado pelo governo francês para investigar uma doença aparentemente infecciosa que atingia os bichos-da-seda e ameaçava a indústria desse tecido. Ele levou sua família junto, colocou-os para trabalhar, identificou os dois microrganismos responsáveis e mostrou como os danos causados por eles poderiam ser prevenidos. Depois desse trabalho, passou a falar cada vez mais sobre uma "teoria microbiana" da doença e sobre estudar a capacidade das bactérias de causar doenças. Como era adequado a esse cientista sem qualificação médica, ele abordou uma doença comum a humanos e animais, o antraz. O antraz é atípico: ao contrário da maioria das infecções bacterianas, quando animais ou humanos sofrem dessa doença, normalmente é possível se ver a bactéria em lâminas preparadas com o sangue (o "esfregaço sanguíneo"). Admitindo aquelas bactérias como os agentes causadores, ele (e diversos pesquisadores rivais) buscaram meios para "atenuá-las", de forma que pudessem produzir imunidade sem causar a doença. Obtendo o que pensou ser uma vacina satisfatória contra o antraz, Pasteur fez uma manobra ousada (ele era um habilidoso propagandista, talvez o primeiro grande cientista a cortejar a mídia): convidou jornalistas para assistirem a inoculação de gado com sua vacina, e então testemunharem a injeção de bacilos do antraz vivos e fatais. O resultado foi a morte de muitos dos animais que não haviam sido protegidos, mas não daqueles vacinados (ele criou esse termo genérico como uma homenagem a Jenner). O mundo todo recebeu a notícia.

Depois do antraz, Pasteur havia se tornado uma pessoa pública. Estava pronto para isso, já que sua última grande descoberta fora um tratamento para a raiva, uma doença relativamente rara, mas que matava de uma forma tão horrível que provocava medo e tremores. Pasteur teve que estudar a raiva no escuro, uma vez que a doença (agora sabemos) é causada por vírus, pequeninos organismos que na sua época eram conhecidas apenas por meio de seus efeitos. Varíola, febre amarela, sarampo, gripe e um grande número de outras doenças virais já haviam se tornado conhecidas. A palavra *vírus* vinha sendo usada há tempos em um sentido genérico, como um "veneno" que causava doenças, mas recebeu seu significado com maior precisão biológica no início do século XX, como um "vírus filtrável", ou seja, um pequeno agente que ultrapassava os filtros que capturariam as bactérias e outros causadores biológicos de doenças que tinham tamanho maior. Os métodos de cultura de tecidos e, finalmente, o microscópio eletrônico tornaram possível a identificação e a classificação dos vírus.

Para Pasteur, lidar com o "vírus" da raiva também significava trabalhar com um agente que não sabia como cultivar. Em vez disso, reconhecendo que os sintomas da raiva indicavam algum tipo de infecção do sistema nervoso, trabalhou com a medula espinhal de coelhos e, ao realizar a passagem serial de material infectado, aprendeu como tornar o "veneno" da raiva mais e menos fatal. O tempo de latência entre a mordida de um cão ou outro animal com raiva e o desenvolvimento dos sintomas na vítima significava que poderia haver tempo para estimular a resistência na pessoa mordida. Havia tantas variáveis imponderáveis que uma aplicação desse tipo não passaria de uma primeira análise em uma agência moderna de financiamento a pesquisa. E toda a iniciativa de Pasteur, considerando o que ele e seus contemporâneos sabiam sobre a raiva e os vírus, somente seria tomada por uma pessoa que possuísse o que os gregos chamavam de húbris. No entanto, ao contrário dos trágicos heróis gregos, Pasteur teve sucesso em seu tratamento para a raiva e passou do estrelato científico para a santidade científica. Seu primeiro paciente conhecido, Joseph Meister, sobreviveu depois de ter sido mordido por um cão que provavelmente tinha raiva, e logo outros pacientes foram tratados. O tratamento para a raiva foi aclamado internacionalmente, e pacientes de toda a Europa (o tempo era essencial) vieram a Paris para receber a série de injeções. Isso também convenceu muitos cidadãos de que a pesquisa médica valia a pena, levando-os a votar com isso em mente. O Instituto Pasteur de Paris foi financiado principalmente pela contribuição popular. Foi inaugurado em 1888 com grande alarde e seguido por muitos mais, dentro e fora da França. Muitas dessas unidades periféricas do Instituto Pasteur dedicavam-se principalmente à produção de vacinas e outros produtos biológicos: o quartel-general em Paris fabricava vacinas, mas também tinha (e ainda tem) a pesquisa médica como seu principal objetivo. Pasteur passou os últimos sete anos de sua vida dirigindo o instituto que levava seu nome, o lugar onde morou, morreu e onde seu corpo está enterrado.

Robert Koch também comandou alguns institutos, embora os seus tenham sido financiados em sua maioria pelo governo alemão, sintoma da diferença entre os enfoques dados à pesquisa científica pela Alemanha e pelo resto do mundo. As relações entre França e Alemanha estavam extremamente frias depois da rápida derrota dos franceses frente ao exército prussiano de Bismarck na Guerra Franco-Prussiana (1870-1881). A ciência era (e ainda é) supostamente internacional e objetiva, ultrapassando as barreiras de raças, religiões, nacionalidade ou gênero. A realidade sempre foi diferente, e Koch e Pasteur, na verdade, deixaram que essa antipatia entre os dois países se refletisse em suas relações pessoais e profissionais. Depois da Guerra Franco-Prussiana, Pasteur devolveu os prêmios que recebeu de governos alemães e recusou-se a beber cerveja alemã, e Koch estava ávido por marcar tantos pontos quanto pudesse quando confrontado com as descobertas dos franceses nas áreas de microbiologia e imunologia. Seus encontros em conferências internacionais eram formais, mas frios.

Havia ganhos científicos o bastante para satisfazer a ambos nos lucrativos primórdios da bacteriologia, mas eles tinham estilos científicos completamente diferentes. Pasteur preferia cultivar seus microrganismos em frascos, mudando constantemente os nutrientes na cultura. Mantinha boa parte de sua pesquisa em segredo, acessível a ele e seus colegas mais próximos. Koch, uma geração mais jovem, era muito mais preciso tecnicamente. Ele introduziu o uso da fotomi-

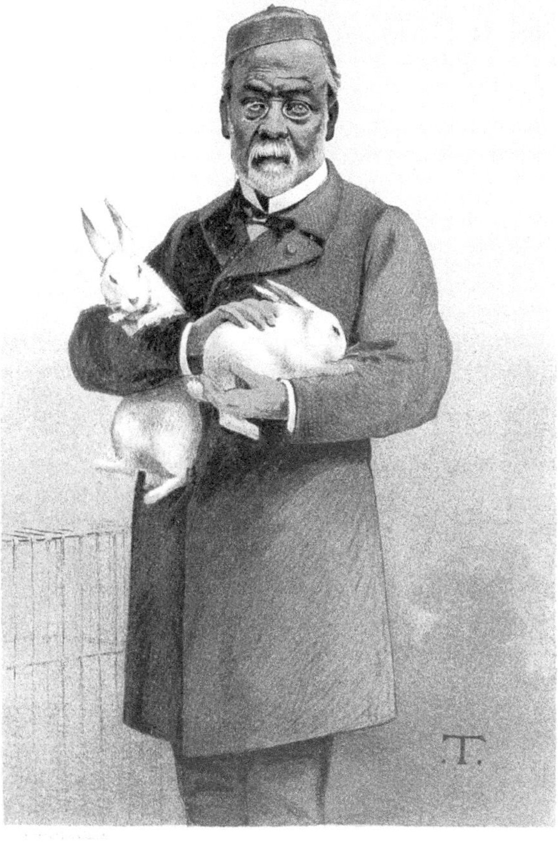

19. Louis Pasteur foi um dos cientistas mais retratados do século XIX. Aqui ele é visto em uma edição de 1887 da revista *Vanity Fair* segurando dois coelhos, tão importantes para sua pesquisa sobre a raiva. Apenas as pessoas mais famosas eram escolhidas para figurar na série de retratos dessa popular revista, publicada de 1868 a 1914.

crografia para apresentar dados mais objetivos ao mundo. Cultivava bactérias em ágar-ágar, um meio sólido que minimizava os problemas de contaminação. Foi precursor no uso de equipamento de esterilização, e seu pupilo Petri criou a placa que leva seu nome. Koch era um médico bacteriologista; Pasteur era um microbiologista fascinado por esse mundo diminuto. Pasteur obteve triunfo após triunfo, enquanto Koch teve algumas décadas de conquistas brilhantes e uma velhice em que não conseguiu repetir as glórias de sua juventude científica.

O primeiro trabalho significativo de Koch envolveu o antraz, e como clínico-geral logo após a Guerra Franco-Prussiana ele decifrou o complexo ciclo de vida dessa bactéria, cuja forma esporulada é responsável por sua habilidade de permanecer em forma latente no solo por muitos anos. O trabalho impressionou tanto um de seus antigos professores que ele conseguiu instalações onde Koch poderia realizar suas pesquisas. Os resultados iniciais foram praticamente surpreendentes: as inovações técnicas mencionadas acima, descobertas importantes sobre o papel das bactérias na origem da infecção de ferimentos, e, no topo de tudo, a identificação dos organismos causadores da mais importante doença do século XIX, a tuberculose (1882), e daquela que provocava maior ansiedade, o cólera (1884). A identificação de ambas foram consideráveis conquistas técnicas. O bacilo da tuberculose é muito delicado, demora a crescer e é difícil de corar. Não era um candidato óbvio para se tornar uma causa bacteriológica, por ser uma doença crônica com extensa literatura a relacionando a uma variedade de fatores constitucionais e ambientais.

Koch relatou seu trabalho com o cólera na Índia, para onde foi depois que expedições francesas e alemãs viajaram para o Egito em 1883 para investigar uma epidemia de cólera que acontecia lá. A expedição francesa foi um desastre, um dos seus promissores jovens seguidores de Pasteur morreu e o grupo voltou sem nenhum resultado positivo. Koch acreditou que ele e sua equipe haviam identificado o organismo causador do cólera no Egito, mas sabia que qualquer organismo específico dos intestinos apresenta dificuldade de se lidar, já que sempre há muitas bactérias vivendo naquele local. Koch foi então para a Índia, o tradicional lar do cólera, e identificou um organismo com formato de vírgula tanto nos reservatórios de água quanto nos excrementos das vítimas da doença. O cólera era uma doença tão relacionada à falta de higiene, à água poluída e aos lençóis freáticos altos que a identificação de um organismo causador específico feita por Koch demorou para ser aceita. O principal sanitarista alemão, Max von Pettenkofer (1818-1901), tinha sua própria teoria sobre a interação necessária entre os diversos fatores causadores, dos quais o "germe" era apenas um. Em um famoso gesto, ele engoliu publicamente um frasco do bacilo isolado por Koch e sofreu apenas de uma diarreia leve, mas nada próximo da força total do cólera. Os prós e contras do bacilo encontrado por Koch ainda eram debatidos academicamente na década de 1890. Uma vacina parcialmente eficaz contra o cólera preparada na Índia com o bacilo pelo bacteriologista nascido na Rússia Waldemar Haffkine (1860-1930) ajudou a virar o jogo, e a transmissão pela via oral-fecal parecia responder à maioria das questões epidemiológicas.

Por volta de década de 1890, a opinião dos médicos familiarizados com a ciência sobre a teoria microbiana mudou, e a maior parte dos debates era sobre se algum organismo específico causava alguma doença específica ou, quanto mais se aprendia a respeito de imunologia e a fisiopatologia da infecção, sobre a natureza das toxinas bacterianas. As ideias da teoria microbiana foram integradas aos livros de medicina, e a maioria dos estudantes a aprenderia. Alguns médicos ainda a rejeitavam, é claro, e outros acreditavam que as bactérias poderiam ter uma influência parcial nas doenças infecciosas, mas longe de ser o suficiente. O padrão de ouro da causalidade foi ditado pelos postulados de Koch, que eram implícitos mas nunca foram articulados por ele de forma tão concisa quanto fez seu aluno Friedrich Löffler (1852-1915), que escreveu a respeito da difteria:

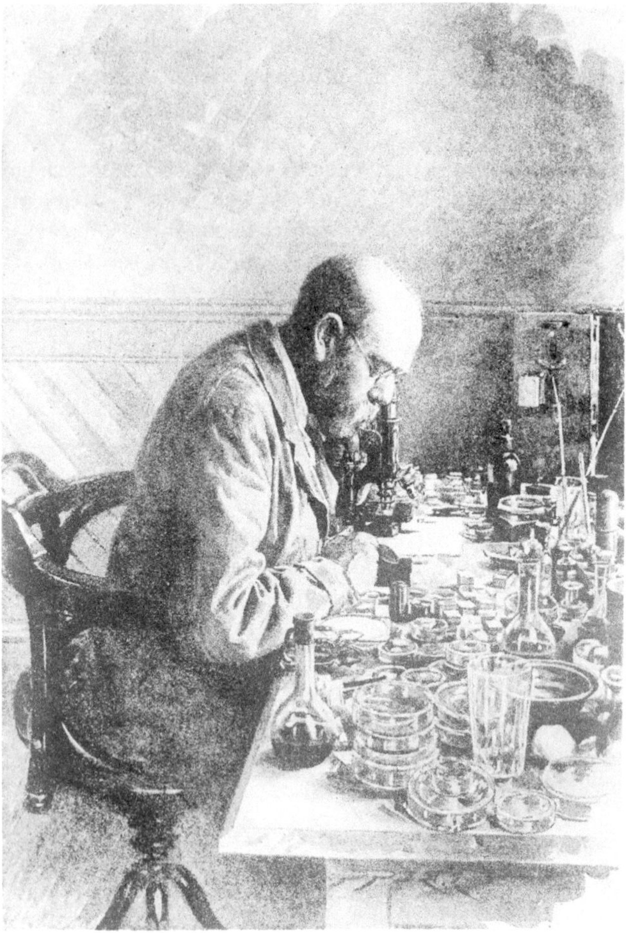

20. Robert Koch era frequentemente retratado com seu microscópio. Aqui na África do Sul, em 1896 ou 1897, ele é mostrado como um estudioso cientista em seu laboratório, cercado por outras ferramentas usadas na bacteriologia, como frascos e placas de Petri. O laboratório poderia estar em qualquer lugar onde a ciência ocidental fosse praticada.

Se a difteria é uma doença causada por um microrganismo, é essencial que três postulados sejam atendidos. O preenchimento desses três postulados é necessário para demonstrar por completo a natureza parasítica de uma doença:

1. O organismo deve mostrar-se constantemente presente em forma e disposição características no tecido doente.
2. O organismo que pareça, por seu comportamento, ser responsável pela doença deve ser isolado e desenvolvido em cultura pura.
3. A cultura pura deve ser capaz de causar a doença em experimentos.

Mas o padrão era difícil de se obter em relação a muitas doenças e, quanto mais os bacteriologistas e imunologistas aprendiam sobre a fisiopatologia da infecção, mais delicado se mostrava o processo. Bactérias podiam ser facilmente cultivadas a partir da pele, dos intestinos, da faringe ou de fluidos corporais de pessoas que não exibiam sinais óbvios de doença, e muitas dessas bactérias eram idênticas àquelas que em outros indivíduos eram causadoras de doenças. Os que eram céticos em relação a todo o processo poderiam apontar para o fato de que muitos germes identificados como agentes causadores por um médico eram objeto de dúvida para outros. Os germes eram associados a muitas condições que mais tarde eram atribuídas a outras causas. O próprio Koch identificou o estado de *portador*, importante no caso de Maria Tifoide, no qual um germe patogênico foi "hospedado" por um indivíduo saudável. Surtos de muitas doenças, quando investigados, lançavam intricadas questões quanto ao motivo pelo qual algumas pessoas sucumbiam enquanto outras, expostas da mesma forma, escapavam ilesas. As doenças virais comportavam-se como as causadas por germes, mas seus agentes não podiam ser vistos.

Uma variedade de doenças que agora reconhecemos como virais tinha as bactérias sugeridas como seus agentes causadores. Era necessário que se confiasse em muitas coisas cegamente, e os médicos divergiam.

Germes, medicina e cirurgia

Apesar das divergências e, não raramente, dos absurdos em nome da ciência, a confiança era justificada, por duas razões teóricas e duas razões práticas. Entre as teóricas, nenhuma das duas era inteiramente nova, mas puderam ser entendidas por completo depois da teoria microbiana. A primeira era a separação entre a causa da doença e o corpo do paciente. Os germes eram agentes externos, e, embora a reação do indivíduo precisasse ser compreendida por meio dos eventos que ocorriam dentro do corpo, a causa tinha que ser identificada em qualquer outro lugar. A doença era algo que acontecia com o paciente e, embora a cultura da culpa em relação às doenças não tivesse desaparecido (e ela ainda é forte, especialmente quanto às doenças sexualmente transmissíveis e às chamadas doenças de estilo de vida), a distância entre paciente e causa tornavam mais fácil para os médicos o desenvolvimento de critérios objetivos para o diagnóstico.

A segunda implicação teórica quanto aos germes era a crescente noção de especificidade da doença. O movimento sanitarista, em seus primórdios, abordava a maioria das doenças epidêmicas como se fossem uma coisa só, capaz de mudar de natureza enquanto atravessava uma comunidade. "Doença da sujeira" era para Edwin Chadwick uma categoria única de diagnóstico, quer fosse uma manifestação de tifo, febre tifoide, cólera, erisipela, escarlatina ou de qualquer outra doença epidêmica que se espalhasse entre a superpopulosa comunidade pobre urbana. Os germes ofereciam uma base biológica para a distinção das diferentes "febres" e finalmente fizeram a febre ser vista como um sinal de doença e não a doença em si. A classificação das doenças passou a ser uma grande questão médica depois que o procedimento do registro do óbito (e de suas causas) tornou-se comum entre as nações industrializadas. O interesse internacional pelas epidemias mais importantes, sobretudo a do cólera, ampliou a necessidade de que o registro da causa do óbito fosse compreensível além das fronteiras nacionais, e a preocupação com a nosologia foi apenas parte de uma grande esforço para fazer com que os vocabulários científico e médico fossem mais precisos.

As repercussões práticas da teoria microbiana foram muitas, mas duas devem ser destacadas. A primeira foi a cirurgia antisséptica, seguida pela cirurgia asséptica. O uso de dois agentes anestésicos, o éter e o clorofórmio, a partir da década de 1840 mudou as prioridades do cirurgião: agora a dor podia ser controlada.

O fato dessas duas substâncias serem produto de investigações químicas ressalta a importância progressiva do laboratório para a prática clínica. A anestesia por éter foi, de forma incidental, a primeira grande contribuição dos americanos para a medicina, embora sua introdução tenha sido repleta de histórias estranhas sobre disputas científicas, tentativas frustradas de registrar patentes e finais sórdidos para carreiras promissoras. A primeira demonstração pública de uma cirurgia com anestesia por éter foi realizada no Massachusetts General Hospital em 16 de outubro de 1846. A notícia se espalhou pela Europa com a velocidade dos navios que as levaram e os registros históricos nacionais estão repletos de "primeiras" operações usando a substância. Depois de um ano o clorofórmio o sucedeu, e iniciou-se a busca por outros agentes que pudessem fazer com que os pacientes não sentissem dor.

Nenhuma inovação médica acontece sem controvérsia, e a anestesia não foi uma exceção. O seu uso no parto sofreu a resistência de algumas pessoas que acreditavam que a punição dada a Eva na Bíblia significava que dar à luz deveria ser doloroso; alguns médicos militares achavam que soldados feridos precisavam do estímulo da dor para suportar melhor a operação; e algumas poucas mortes ocorridas durante a administração de anestésicos alertaram os médicos para os perigos dessas substâncias. Essas questões são ocasionalmente enfatizadas na literatura histórica, mas a rapidez com que se espalhou a nova possibilidade de controle da dor, tanto entre médicos quanto entre os pacientes, é o aspecto mais surpreendente do início da história da anestesia. Dar aos cirurgiões mais tempo para operar tornou mais fácil a conservação dos tecidos, mas a maior exposição de feridas abertas ao ar também aumentou a possibilidade de infecção pós-operatória. Em consequência, a anestesia ampliou a gama de operações que poderiam ser executadas pelos cirurgiões, mas não necessariamente as chances de que um paciente sobrevivesse a elas.

A anestesia serviu de base para um dos aspectos da cirurgia moderna. A antissepsia, em especial a assepsia, foram a base para o segundo. A cirurgia antisséptica foi introduzida no final da década de 1860 por Joseph Lister (1827-1912). Lister vinha de uma linhagem da seita quacre. Seu pai ajudou a desenvolver o microscópio acromático, e, portanto, ele cresceu em uma família com orientação científica. Ele supostamente estava presente na primeira operação pública com uso do éter na Grã-Bretanha, realizada pelo professor de cirurgia do University College Hospital, Robert Liston (1794-1847). Lister publicou trabalhos de grande importância sobre a microscopia enquanto ainda era um estudante de medicina, e depois de formar-se pela University College London partiu para Edimburgo para continuar os estudos na área de cirurgia. Lá, casou-se com a filha de seu professor e passou quase duas décadas entre Edimburgo e Glasgow, período em que introduziu seu sistema de cirurgia antisséptica, em 1867.

Lister foi inspirado pelas pesquisas de Pasteur sobre o papel dos microrganismos na fermentação, na putrefação e em outros processos vitais, e citou Pasteur em sua publicação original. Combinando o resultado das observações de Pasteur ao conhecimento de que o ácido carbólico (fenol) era usado com sucesso para desinfetar água de esgoto, ele usou curativos com o ácido em ferimentos cirúrgicos para demonstrar que fraturas expostas (ou seja, quando o osso quebrado perfurou a pele e, assim, foi exposto à atmosfera) poderiam ser fechadas com sucesso usando esse tratamento. A alternativa usual para um caso de fratura exposta era a amputação, sendo poucas as tentativas cirúrgicas de fechar o ferimento e, dessa forma, salvar o membro. O raciocínio de Lister era complexo, e mais tarde ele reformulou seu tra-

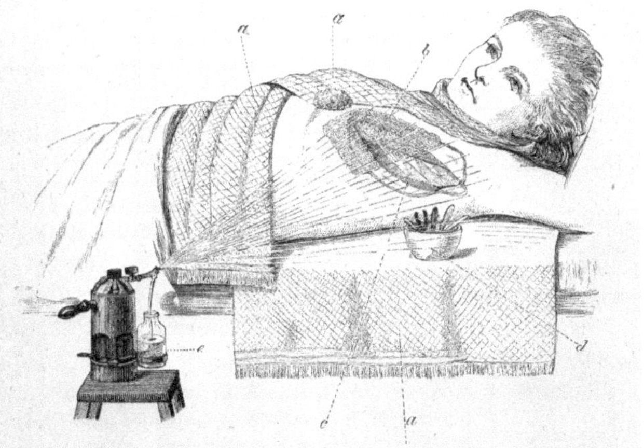

Fig. 24.—To show the arrangement of towels, etc., in a large operation.

21. A preparação de uma paciente para a mastectomia, demonstrando o quanto a cirurgia antisséptica de Joseph Lister na verdade era incômoda e confusa na prática. A ilustração foi retirada de uma obra (1882) de um de seus discípulos, Sir William Watson Cheyne.

balho inicial para parecer que seu sistema antisséptico tinha raízes em uma teoria microbiana da infecção de ferimentos. Ele se baseava, na verdade, em uma crença de que partículas de pó presentes no ar transmitiam as fontes de contaminação (os experimentos de Pasteur sobre a geração espontânea não haviam considerado o pó em seus frascos), e que ao se cobrir os ferimentos com curativos embebidos em ácido carbólico as fontes da infecção eram afastadas.

O sistema de Lister funcionou e ele passou a ensiná-lo a seus alunos. Um certo número de cirurgiões o rejeitou, em especial aqueles que já vinham obtendo bons resultados cirúrgicos simplesmente pela limpeza. A Guerra Franco-Prussiana ofereceu um bom, embora não planejado, teste comparativo, já que os cirurgiões alemães começaram a formar sua opinião, enquanto a maioria dos franceses resistiu. O resultado da experiência cirúrgica dos alemães na guerra foi muito superior ao dos franceses, e o nome de Lister passou a ser associado com um tipo em particular de técnica cirúrgica. O próprio Lister era um cirurgião bastante conservador e continuou a restringir-se aos domínios tradicionais da cirurgia: os membros, as articulações, a bexiga e partes superficiais do corpo.

Lister continuou a modificar seu regime antisséptico, criando um spray de ácido carbólico e mudando os procedimentos de assistência pós-operatória em relação ao ferimento cirúrgico. Ele seguiu obtendo bons resultados e conquistou uma reputação internacional. Ele e Pasteur tinham grande respeito um pelo outro, e frequentemente apareciam na mesma plataforma nos encontros médicos internacionais que eram cada vez mais comuns nas últimas décadas do século XIX. Quando cresceu o reconhecimento do papel das bactérias na infecção de ferimentos, seu próprio sistema teve uma justificativa teórica gradualmente modificada e passou a ter uma identificação maior com a nova ciência da bacteriologia. A cirurgia antisséptica, de qualquer forma, teve uma vida limitada. Ela logo foi substituída pela cirurgia asséptica, onde o foco não era matar os germes contaminantes mas, em primeiro lugar, evitá-los. A assepsia afastava as bactérias do modo mais completo possível, através da esterilização dos equipamentos, dos instrumentos, dos curativos, das mãos do cirurgião e da pele do paciente. Ela se desenvolvia a partir do princípio geral de que os tecidos do corpo são, para começar, livres de germes e que, se fosse possível eliminar as bactérias durante a operação, o ferimento seria curado de forma natural, pelo que os cirurgiões chamavam há tempos de "primeira intenção": a cura da ferida sem a formação de pus. Os princípios da assepsia enfim expuseram as três maiores cavidades do corpo humano – o abdome, o tórax e o crânio – ao bisturi, e a cirurgia se tornou a especialidade da moda durante o terço final do século. Técnicas que Koch e outros haviam introduzido no laboratório bacteriológico encontraram sua aplicação natural na sala de cirurgia, incluindo um espaço separado e cuidadosamente controlado nos hospitais.

Ao operar nas cavidades que até então eram proibidas, a taxa inicial de sucesso dos cirurgiões era muito baixa, já que outros problemas, como o sangramento excessivo e a infecção, surgiram. (O trato gastrointestinal, por exemplo, tem as duas extremidades abertas ao mundo exterior, e, por consequência, o intestino não é tão estéril quanto normalmente acontece com as partes mais internas do corpo.) Cirurgiões com paixão por lâminas foram convencidos pelo ditado "uma chance de cortar é uma chance de curar", já que muitas condições que os médicos haviam sido capazes de diagnosticar, mas a respeito dos quais não podiam fazer muita coisa, pareceram repentinamente tornar-se receptivas a um tratamento radical. Devemos nos lembrar da taxa de mortalidade nos primeiros transplantes de coração antes de condenar uma era anterior, mas não havia uma estrutura de auditoria como nos dias de hoje, cada cirurgião tinha relação com um paciente próprio, e condições que não consideraríamos caso de cirurgia eram submetidas ao bisturi. Assim, histeria ou cólica menstrual levavam à remoção dos ovários; constipação ou fadiga crônica, à remoção de grandes segmentos do intestino; e as amídalas eram removidas rotineiramente, como profilaxia contra todos os tipos de queixas infantis. A doutrina da "infecção focal" foi muito popular no início do século XX, e era usada para justificar a remoção de porções do intestino, dentes, amídalas e outros órgãos em decorrência de todos os tipos de males, incluindo a insanidade mental.

A cirurgia moderna foi, assim, construída sobre as novas relações de poder entre cirurgiões e pacientes. Os cirurgiões podiam fazer mais e os pacientes precisavam acreditar em seus cirurgiões. A literatura histórica tende a enfatizar as operações mais bizarras, ou aquelas com altas taxas de mortalidade e pequena chance de sucesso. Ao olhar para os impressionantes avanços técnicos dentro da cirurgia no meio século que antecedeu a Primeira Guerra Mundial, podemos ver que a técnica cirúrgica cresceu mais rápido que sua rede de suporte (transfusão de sangue, antibióticos para combater a infecção, monitoramento em unidades de terapia

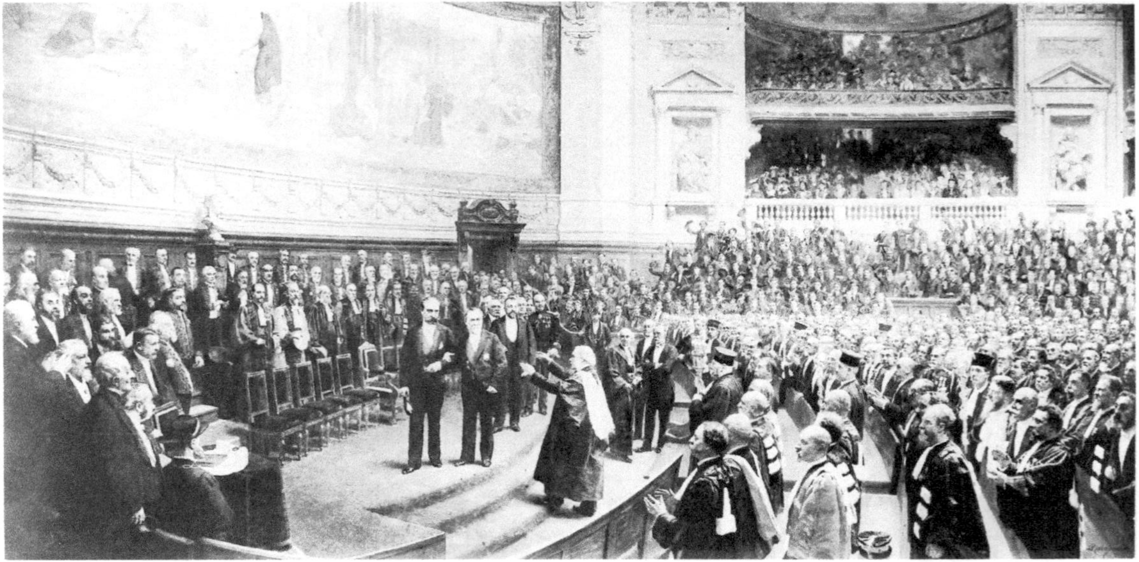

22. O cientista médico no papel de herói: o 70º aniversário de Louis Pasteur em 1892 foi motivo de celebração internacional. Aqui, Joseph Lister cumprimenta o mestre, diante de uma audiência de milhares de pessoas.

intensiva), e que os padrões éticos que (geralmente) dirigem as práticas médica e cirúrgica modernas não estavam em vigor. Havia uma ampla variação entre as formas de se chegar a um diagnóstico, bem como na habilidade técnica entre os cirurgiões, o que levava os pacientes a escolher bem quem os operaria. E isso ainda acontece hoje.

O segundo maior legado prático da bacteriologia foi a capacidade de se compreender as fontes e os padrões de infecções e doenças epidêmicas e reagir de forma apropriada: a medicina laboratorial fornecendo informação à medicina comunitária. Os bacteriologistas eram "especialistas" de uma forma que os sanitaristas à moda antiga não eram e, portanto, tinham maior influência sobre governos e políticos. Chadwick defendia a água "limpa", mas o significado de limpeza mudou com a descoberta de que bactérias patogênicas específicas eram transmitidas pela água, e então a água precisava ser analisada antes que fosse considerada própria para ser bebida. O mesmo se aplica aos aditivos alimentares, à qualidade da carne, à pureza do ar e todas as demais coisas que consumimos. Os cientistas foram pioneiros em definir esses fatores, e proporcionaram a base para uma saúde pública universal.

Fisiologia: o novo rigor

A bacteriologia foi a ciência médica de maior impacto na vida de indivíduos comuns no final do século XIX. A fisiologia experimental despertou o protesto de forma mais visível, uma vez que os fisiologistas passaram sistematicamente a operar animais vivos. Bacteriologistas também usavam muitos animais, mas seus experimentos não despertavam a emoção da mesma forma que a fisiologia experimental, especialmente na Grã-Bretanha, onde a fisiologia era mais desenvolvida que a bacteriologia.

Os alemães criaram institutos para todas as ciências médicas, sendo o mais notável no campo da fisiologia o de Carl Ludwig (1816-1895) na Universidade de Leipzig, onde estudavam alunos vindos de todas as partes do mundo.

Ludwig fazia parte de um grupo de quatro jovens fisiologistas que, durante o revolucionário ano de 1848, lançaram um manifesto declarando que todos os problemas da fisiologia poderiam ser solucionados por meio da aplicação sistemática da física e da química. Dois dos outros membros do grupo tornaram-se diretores de institutos em Berlim e Viena, e o quarto, Hermann von Helmholtz, com o tempo passou a se dedicar à física. Além de realizar um importante trabalho na área de eletromagnetismo e conservação de energia, foi um especialista na fisiologia dos órgãos dos sentidos e na física da audição. Todos os quatro membros do grupo levaram sua orientação básica em física para a fisiologia. Os principais interesses de Ludwig em sua pesquisa eram as funções do coração e dos rins, e seu livro foi popular tanto nos países de língua alemã quanto no exterior, por meio de traduções. O alemão era a língua da ciência médica naquele período, então mesmo a edição alemã teve um amplo público leitor internacional. Os laboratórios desses e de outros fisiologistas alemães começaram a adquirir um visual moderno, já que os cientistas se valiam dos mais recentes equipamentos tecnológicos. Helmholtz inventou o oftalmoscópio, e Ludwig aperfeiçoou o quimógrafo, um tambor giratório conectado a um aparelho de gravação que permitia a medição de variações funcionais contínuas, como a pulsação, as contrações musculares ou alterações de tensão. O registro gráfico de eventos vitais tornou-se cada vez mais uma característica da pesquisa biomédica e da medicina clínica.

Embora a fisiologia tenha florescido na Alemanha, o mais importante fisiologista do século foi um francês: Claude Bernard (1813-1878). Ele cursou a escola de medicina de Paris e percebeu que a orientação clínica que a dominava poderia no máximo levar à compreensão dos mecanismos das doenças ou à busca por novos remédios. Um casamento infeliz ao menos deu-lhe o dote que possibilitou sua carreira na pesquisa médica, apesar de seus experimentos com animais o terem afastado mais ainda de sua esposa e de sua filha. Bernard era sobretudo um talentoso mestre da cirurgia dentro do laboratório. Seus primeiros trabalhos esclareceram o papel do fígado na metabolização do açúcar e a função do pâncreas na digestão. Mais tarde, ele fez descobertas importantes sobre as funções dos nervos periféricos, esclareceu de que forma o monóxido de carbono pode envenenar e produziu um tipo de diabetes através da destruição seletiva de uma parte do cérebro. Ele era, acima de tudo, fascinado pelo modo como os mecanismos fisiológicos trabalhavam em conjunto para produzir um animal funcional completo. Seu conceito de "ambiente interno" ajudou a explicar como os organismos funcionavam mantendo um controle rígido de vários parâmetros fisiológicos, como a temperatura e as concentrações de sal e açúcar na corrente sanguínea. Seu conceito foi mais tarde rebatizado como "homeostase" pelo fisiologista americano Walter Cannon, e continua sendo fundamental para nossa compreensão da saúde, da doença e da evolução.

Bernard tinha uma inclinação filosófica e sintetizou sua própria carreira como pesquisador, além de desenvolver uma filosofia para a pesquisa médica, na clássica obra *Introduction to the Study of Experimental Medicine* (1865). Continua a ser um livro que vale a pena ser lido. Nele, Bernard sustentou que o laboratório era o verdadeiro santuário da ciência médica. No hospital, onde os pacientes precisam de cuidados e o número de variáveis significa que as observações só podem ser feitas aos poucos, nenhuma ciência experimental real pode prosperar. Apenas no laboratório o cientista pode manter as variáveis constantes, de forma que as mudanças possam ser inequívocas. Pasteur uma vez expôs sua opinião de que o acaso favorecia a mente preparada, e Bernard estava atento ao papel das observações casuais que o conduziam por caminhos investigativos frutíferos. Por exemplo: a urina de coelho normalmente é alcalina e turva; ao observar que a urina de coelhos em jejum tornava-se ácida, concluiu que eles estavam metabolizando seus próprios tecidos. Isso o levou a investigar a digestão de diversos gêneros alimentícios. Sua filosofia da descoberta era o que agora é chamado de método hipotético-dedutivo: um cientista forma uma hipótese sobre algum tipo de fenômeno. Ele então deduz o que poderia acontecer como consequência e experimenta para ver se sua hipótese está correta, tendo o cuidado de afastar suas expectativas enquanto realiza o experimento. Bernard comparou isso a um chapéu no papel de instrumento do pensamento. O bom cientista pendura seu chapéu enquanto realiza um experimento, mas não esquece de colocá-lo na cabeça ao sair do laboratório, para pensar a respeito do que viu e de seu significado. Com base em seu experimento, ele consegue confirmar, rejeitar ou modificar sua hipótese, e então, se necessário, continuá-la testando.

Para Bernard, os três pilares da medicina experimental eram a fisiologia, tratando das funções normais; a patologia, investigando as funções anormais; e a terapia, cujo interesse era descobrir remédios eficazes. Suas próprias pesquisas contribuíram com cada um desses campos, mas o mais importante era que todas tinham que ser rigorosamente experimentais, um objetivo que só poderia ser alcançado no laboratório. Trabalho de campo, autópsias e observações de cabeceira podiam fornecer dados brutos e ajudar a formular questões pertinentes. O objetivo essencial da ciência, no entanto, era elucidar mecanismos e causas. Bernard e Pasteur eram amigos, e o primeiro reconheceu a importância do trabalho do segundo, apesar de ele ter morrido antes de atingir seu potencial pleno. Pasteur via em Bernard um eloquente defensor do método experimental na medicina: o futuro.

Embora a fisiologia experimental tenha enfrentado o impacto do movimento contra a vivissecção, somente na Grã-Bretanha havia uma legislação regulando os experimentos com animais. A lei de 1876 contra a crueldade com animais inicialmente preocupou os pesquisadores médicos, mas na prática ela ofereceu um modelo razoável para a condução de pesquisas utilizando animais, e ao afastar a pesquisa dos laboratórios privados dentro das próprias casas dos cientistas ajudou a oficializá-la nos ambientes público e universitário. A ferramenta mais importante para os fisiologistas era a anestesia. Ela não só evitava que os animais submetidos aos experimentos sentissem dor, mas também facilitava as condições cirúrgicas. As técnicas de antissepsia e assepsia também serviram à fisiologia, outro exemplo onde a medicina clínica e a ciência experimental reforçavam uma à outra.

Uma grande quantidade de especialidades médicas foi beneficiada pela pesquisa fisiológica. A neurologia, por exemplo, valeu-se dos trabalhos sobre a localização cerebral. Os cardiologistas se utilizaram da pesquisa sobre contração cardíaca e regulação das batidas do coração, realizada com animais. A endocrinologia (a especialidade médica que trata das glândulas) tornou-se possível por meio da descoberta dos hormônios por dois fisiologistas, Ernest Starling (1866-1927) e William Bayliss (1860-1924). As especialidades médicas e cirúrgicas não eram simplesmente naturais; elas também contavam com as atividades de grupos de indivíduos ávidos por construir carreiras e conquistar a fama. Mas a medicina e a cirurgia, no despertar da Primeira Guerra Mundial, podiam recorrer a muito conhecimento que havia sido obtido no laboratório e, cada vez mais por indivíduos cujas carreiras foram construídas na ciência médica, e não na medicina clínica.

Capítulo 6

Medicina no mundo moderno

O que aconteceu depois?

Os primeiros cinco capítulos foram mais ou menos cronológicos, de Hipócrates ao estouro da Primeira Guerra Mundial. Esse capítulo fala da medicina do século passado. Nele, devemos olhar rapidamente para a atual relevância de cada um dos cinco tipos de medicina: à beira do leito, teórica, hospitalar, comunitária e laboratorial. Cada uma delas tem um lugar nos orçamentos do sistema de saúde e na vida de pacientes e médicos.

A força condutora por trás da medicina moderna tem sido o custo. A questão mais imediata da assistência médica das gerações mais recente frequentemente tem sido: o preço é acessível? Essa pergunta cruza as fronteiras nacionais e é aplicável a sistemas pagos com dinheiro de impostos, como o Serviço Nacional de Saúde britânico; planos de saúde particulares e serviços de saúde pagos, como nos Estados Unidos; ou unidades básicas de saúde e auxílio médico na África. A *necessidade* de saúde, não importa como seja calculada, parece infinitamente elástica. Quanto maior a oferta, maior a demanda. Custos cada vez maiores com a saúde deram forma à medicina moderna. Ao mesmo tempo, a efetividade aumentou de forma que nem mesmo visionários do passado poderiam imaginar. Assim, a preocupação com a eficiência veio à tona. Os cuidados médicos se transformaram em um grande negócio e passaram a adotar muitas das estratégias das corporações internacionais. Na verdade, muitos dos fornecedores de assistência médica *são* corporações internacionais, impulsionadas pelo lucro. Líderes empresariais apontam que uma empresa que fornece produtos muito baratos ou muito caros perderá para seus concorrentes. Críticos da Medicina Moderna S/A apontam que reparar corpos e prevenir doenças não deveria ser como consertar automóveis ou vender brinquedos. Há um debate permanente, mas poucos pontos de concordância.

Medicina à beira do leito: o legado hipocrático

Hipócrates continua sendo uma figura muito citada até hoje. Terapeutas de todos os tipos, dos médicos ocidentais convencionais a muitas espécies de terapeutas alternativos, consideram-no um patrono. Dois aspectos inter-relacionados da imagem hipocrática continuam a chamar a atenção: o holismo do humoralismo e a importância do paciente.

O holismo mais uma vez se tornou um mantra nos últimos tempos. A maioria dos analistas encara o fato como uma reação ao contínuo reducionismo na ciência médica moderna. Primeiro corpos, depois órgãos, tecidos, células, e agora moléculas. Temos institutos de medicina molecular, assim como as universidades alemãs do século XIX criaram institutos de fisiologia, bacteriologia ou patologia. Vista de forma imparcial (as pessoas raramente são imparciais em relação à sua saúde ou ao serviço de saúde), a medicina molecular simplesmente representa o auge de uma tendência que motivou médicos desde, no mínimo, o século XVII a especificar o nível da análise das doenças. Esse é um importante aspecto do que pode legitimamente ser descrito como o progresso da medicina e da ciência médica.

Esse objetivo constante de limitar cada vez mais os níveis de análise não recebeu aprovação universal nem mesmo entre os médicos. O sentimento de que "matamos para dissecar" esteve presente por mais tempo do que o autor da sentença, o poeta romântico William Wordsworth (1770-1850). Os românticos travaram guerra contra a análise inexorável das partes em detrimento do todo, e depois dos horrores da Primeira Guerra Mundial e do rápido crescimento da especialização dentro da medicina, muitos médicos sentiram que era necessária uma nova base para ela. O movimento holístico que se desenvolveu adotou Hipócrates como sua principal figura e tentou conceber as doenças em termos gerais, assim como a constituição do paciente. Médicos encorajaram seus pacientes a se voltarem à natureza, comer alimentos simples, usar roupas práticas (ou nenhuma: o nudismo também era parte do movimento) e viver a vida em harmonia com as leis da natureza. O movimento atraiu alguns médicos famosos, especialmente aqueles que desconfiavam da ciência experimental e da especialização médica, e resultou em uma série de experimentos concretos. Na Grã-Bretanha, o mais famoso foi o Centro de Saúde de Peckham, no sul de Londres, aberto em 1928. Seus fundadores diziam que a medicina havia enfatizado as doenças por muito tempo e que a biologia da saúde deveria ser sua principal preocupação. Isso encorajou a vida familiar, e que as famílias fossem regularmente ao centro participar de suas atividades físicas e sociais, não muito diferentes daquelas oferecidas nas academias de ginástica contemporâneas.

O movimento holístico na medicina nunca foi mais do que a voz de uma minoria, e sua influência rapidamente evaporou depois da Segunda Guerra Mundial, em parte porque havia sido adotado por vários dos principais médicos nazistas, e em parte porque a nova variedade de medicamentos biológicos e milagrosos, principalmente a insulina, penicilina e cortisona, prometiam que a pesquisa experimental podia de fato curar todas as doenças. A "era de ouro" da medicina moderna dominou o segundo terço do século XX e os médicos desfrutaram de uma época de prestígio e confiança sem precedentes. Acreditava-se que as doenças infecciosas estavam mais ou menos dominadas, os distúrbios psiquiátricos estavam sendo controlados pela nova Torazina e outras marcas de drogas antipsicóticas, e curas para o câncer estavam no horizonte.

Não é coincidência que a clínica geral, ou medicina de família, estivesse em baixa durante essas décadas. Na Grã-Bretanha, supôs-se que os clínicos gerais não eram bons o suficiente para se tornar médicos do novo Serviço Nacional de Saúde, ou médicos particulares na Harley Street. A especialização médica ou cirúrgica era o objetivo de qualquer estudante de medicina pois os especialistas eram a elite que dominavam a profissão.

A partir da década de 1960 as coisas começaram a mudar. A Guerra do Vietnã fez nascer uma geração de protesto que suspeitava de todas as formas de poder. Ao mesmo tempo, os ataques às profissões – como sindicatos secretos, preocupados com renda e liberdade apenas quando agradasse aos seus membros – começaram a ganhar ímpeto. O crítico social Ivan Illich (1926-2002) lançou seu ataque aos educadores, médicos e outros profissionais, dizendo que os médicos criavam tantas doenças ("iatrogenia") quanto supostamente curavam. Illich incitou as pessoas (não "pacientes", nem mesmo "clientes" como recentemente começaram a ser chamados) a assumirem o controle de seu corpo e sua saúde. Illich era apenas um de uma série de defensores da contracultura (na Grã-Bretanha, Margaret Thatcher, a partir de uma perspectiva de direita, iniciou seu próprio ataque às profissões) que colocou médicos e outros profissionais em desvantagem. O relacionamento entre médico e paciente começou a mudar, com o poder desviando-se na direção dos pacientes.

Dois acontecimentos, entre muitos, podem ser mencionados como evidência. Primeiro, a natureza da clínica médica começou a ser reformulada. Ela sempre se preocupou mais com o "paciente como um todo" do que as especialidades, e Michael Balint (1896-1970), entre outros, chamou a atenção para quantos distúrbios psiquiátricos (como depressão, ansiedade, insônia) estavam sendo tratados por clínicos gerais. Balint contribuiu para a reformulação da medicina de família como um aspecto vibrante e importante da assistência médica. Ela se tornou uma disciplina acadêmica e ganhou prestígio dentro da hierarquia médica. A ironia de que a clínica médica se ergueu tornando-se uma especialidade "geral", com seus próprios protocolos de treinamento, exames, e (na Grã-Bretanha) um Colégio Real, não passou despercebida. A verdade é que ela foi se adaptando às exigências dos tempos.

O segundo acontecimento foi a ênfase nos cuidados básicos de saúde nos países em desenvolvimento. A assistência médica internacional da época da Liga das Nações, formada após a Primeira Guerra Mundial, até a Organização

Mundial de Saúde (OMS) e agências internacionais relacionadas criadas após a Segunda Guerra Mundial enfatizaram programas verticais, baseados em tecnologia. Malária, varíola, esquistossomose, oncocercose (cegueira dos rios) e outras doenças específicas foram selecionadas para consideração. A campanha contra a varíola foi muito bem sucedida, e outros programas tiveram êxito significativo, mas a da malária fracassou de forma impressionante.

Em uma conferência internacional da OMS em Alma-Ata, Cazaquistão, em 1978, a ênfase mudou oficialmente para os programas horizontais, ou seja, cuidados básicos, educação, e infraestrutura fundamental no lugar de programas verticais focados em doenças específicas. Os programas verticais não foram abandonados por completo, mas a mudança mostrou a importância do geral sobre o específico em termos de sustentabilidade e eficiência. Ela prioriza profissionais de saúde que educam, diagnosticam e tratam pacientes individuais e suas famílias.

Hipócrates é um ícone seguro o bastante com que qualquer um pode se identificar livremente. No entanto, muitos dos valores da medicina à beira do leito no corpus hipocrático voltaram a ser populares.

Medicina teórica: qual o valor da informação?

A chegada dos livros no século XV transformou o conhecimento médico. Dois séculos mais tarde, periódicos médicos e científicos mudaram a escala do tempo de divulgação. Livros podiam ser impressos rapidamente para comunicar uma nova descoberta importante, mas também deveriam ser o resultado de uma vida de reflexões. Os periódicos, com programa de produção regular, foram idealizados para estarem sempre atualizados. Os primeiros eram praticamente a produção das sociedades científicas do século XVII. Médicos e assuntos de saúde estavam bem-representados e a partir do século seguinte periódicos médicos começaram a surgir. Por volta dos anos de 1800 teve início um crescimento exponencial, mas como partiu de uma base pequena, representou menos títulos por ano do que estamos acostumados. Periódicos semanais, tais como os que agora se chamam *The New England Journal of Medicine* (1812) e *Lancet* (1823), ambos vozes influente no âmbito da medicina até hoje, permitiram publicações ainda mais rápidas e também estimularam a existência de líderes, notícias e correspondência, itens importantes na formação da profissão médica moderna.

A morte dos livros e dos periódicos impressos vem sendo prevista regularmente durante as últimas décadas, quando o computador, a internet e as publicações eletrônicas transformaram o modo com que o conhecimento é disseminado. Nenhuma das duas aconteceu, e tanto os livros quanto os periódicos parecem estar crescendo cada vez mais. Os aspectos econômicos do mercado editorial dizem que a mudança será gradual. No entanto, a medicina teórica atualmente vive, como o resto de nós, na era do computador, e teve pelo menos dois impactos importantes na assistência médica.

Primeiro, o relacionamento entre pacientes e médicos foi alterado pelo fato dos indivíduos agora terem fácil acesso à informação médica: pacientes curiosos sobre as implicações de um diagnóstico ou tratamento sempre puderam perguntar ao médico ou ir a uma biblioteca. A internet tornou tudo mais fácil, e estimulou os pacientes a se envolverem mais nos cuidados com a própria saúde. Esse fenômeno apenas acentuou um processo positivo que já estava em andamento há algumas gerações. Ele exige que os profissionais da área médica sejam comunicativos, portanto as habilidades de comunicação agora são ensinadas (com graus variáveis de sucesso) nas escolas de medicina. Ele também cria problemas, já que a natureza não regulamentada da internet significa que os pacientes podem receber informações parciais, tendenciosas ou simplesmente equivocadas. A preocupação moderna com os direitos dos pacientes e a facilidade de acesso a informações modificou o equilíbrio de poder entre médicos e muitos de seus pacientes. Em sua maior parte, trata-se de uma situação saudável e exige que os médicos passem mais tempo com seus pacientes.

Em segundo lugar, os registros dos pacientes foram transformados pela nova revolução da informação. Há grandes problemas de acesso e confidencialidade, e qualquer esquema nacional, como o que está sendo experimentado no Reino Unido, é muito caro e, até agora, malsucedido. A ideia de que cada paciente deva ter seu próprio registro médico em um chip é boa em teoria: tornaria muito mais fácil a vida dos profissionais de saúde em casos de acidente ou emergências, e daria aos médicos as informações que precisam onde quer que esteja o paciente. A curto prazo, pelo menos, o esquema funcionaria mais para aqueles pacientes suficientemente preocupados com sua saúde para cooperar. O acesso a esses dados por companhias de seguro e funcionários ainda é uma questão mal resolvida, e o ideal utópico deve permanecer tenso.

Ao passo que os bibliotecários transformaram-se em autoridades da informação e os médicos passaram a encarar a tela de seus computadores em vez de interagir com seus pacientes, o paciente com problemas pode ser perdoado por achar que a nova ordem não mudou necessariamente para melhor.

Medicina hospitalar: qual o valor do cuidado?

Os hospitais têm sido fundamentais para a medicina desde a transformação no pensamento médico e na educação que acompanharam a Revolução Francesa. Eles, é claro, evoluíram durante os últimos dois séculos em termos arquitetônicos, organizacionais, financeiros e nas funções de médicos e cirurgiões.

A arquitetura hospitalar tornou-se uma questão especial por si só assim que as exigências sociais, econômicas e médicas foram mudando. Muitos hospitais no início do período moderno refletiram deliberadamente suas origens e aspirações religiosas. Muitas vezes eram, como as catedrais, construídos em forma de cruz, com altares e uma capela. Em muitas partes da Europa, o catolicismo romano fornecia tanto a inspiração arquitetônica quanto a ordem de enfermeiras responsáveis pelos cuidados diários. Na Europa protestante, mais formas seculares se desenvolveram, e muitos hospitais construídos para fins específicos na Grã-Bretanha iluminista se pareciam muito com uma casa de campo. Os hospitais menores e especializados, tratando de assuntos como partos, doenças venéreas, varíola, doenças infantis, ou dos pulmões ou olhos, muitas vezes originavam-se em casas normais. Hospitais bem-sucedidos eram transferidos para premissas maiores, às vezes simplesmente uma casa maior, mas cada vez mais eram levados para um estrutura construída para esse fim específico. As exigências não eram muito diferentes das de uma casa: cozinha, banheiros ou outras instalações para eliminação de dejetos, quartos para os leitos e, em geral, alojamentos para um médico. Cirurgias e partos normalmente ocorriam no leito comum do paciente, e às vezes ele era dividido com outros pacientes.

Durante o século XIX, exigências médicas e cirúrgicas específicas começaram a determinar alguns aspectos do projeto do hospital. Divisão em alas e formato retangular, com janelas altas dos dois lados, eram características dos hospitais militares, e o movimento Nightingale na enfermagem fez com que esse estilo de divisão se tornasse padrão para os grandes hospitais gerais. A divisão em alas tinha duas qualidades desejáveis: a fileira dupla de janelas tornou a ventilação fácil, em uma época em que as teorias miasmáticas da doença predominavam (Florence Nightingale era sanitarista e defensora ardente da teoria miasmática); e o formato retangular facilitava a inspeção. Quando o hospital Johns Hopkins estava sendo construído, no final do anos de 1880, ele incorporou a divisão em alas.

Na época, todavia, existiam outras exigências. Os hospitais universitários alemães haviam enfatizado a necessidade de um pequeno laboratório anexo a cada ala, onde a equipe médica poderia executar análises químicas e microscópicas de urina, sangue e outras substâncias. Na maioria dos hospitais, a aceitação da cirurgia antisséptica, e depois asséptica, levou à criação de quirófanos especiais, com equipamentos adequados para esterilização. A teoria microbiana dizia que hospitais avançados precisavam de laboratórios especiais para analisar muco, sangue, urina e fezes, e a patologia celular pretendia examinar amostras de tecido em busca de câncer e outros distúrbios. Biópsias realizadas durante a cirurgia eram normalmente analisadas pelo patologista residente. A partir do final do século XIX, o equipamento de raios X começou a aparecer nos hospitais, exigindo espaço e técnicos para fazer as imagens, e alguém para interpretá-las. Ambulatórios também se tornaram características importantes nos hospitais desde os anos de 1870.

Cada uma dessas e muitas outras inovações médicas e cirúrgicas exigiam adaptações das disposições arquitetônicas existentes ou considerações especiais à medida que novos hospitais continuavam a ser construídos. Não se deve fazer uma analogia tão próxima, mas há semelhanças entre os manicômios e prisões do século XIX e entre os hospitais e os hotéis do século XX. Tanto as prisões quanto os manicômios vitorianos eram com frequência construídos afastados das cidades, com muros em volta e ênfase na segurança e no isolamento. O projeto e as estruturas de gerenciamento dos hotéis influenciaram os hospitais modernos: ambos têm que fornecer alimentação e roupas de cama limpos para residentes que permanecem em suas dependências por tempo variado, e precisam de instalações de serviço para lavagem de roupas, assim como fornecimento de alimentos no atacado para preparação. Longos corredores centrais com salas dos dois lados eram outra característica comum, sem falar nos procedimentos de registro de entrada, incluindo, nos Estados Unidos e em hospitais particulares em toda a parte, a apresentação dos detalhes de pagamento.

O lado organizacional da administração hospitalar adotou progressivamente o modelo de negócios. No início do século XX, administradores de hospitais americanos olharam deliberadamente para modos de produção industrial a fim de inspirar sua iniciativa por maior eficiência. Resultados máximos, corte de custos e o oferecimento de um preço satisfatório ao cliente faziam sentido para os administradores preocupados em dirigir suas instituições em busca do lucro.

Na Europa, a maioria dos hospitais ainda eram instituições de caridade, mas os mesmos valores ainda podiam ser aplicados com facilidade, já que os orçamentos eram inevitavelmente apertados, e a principal característica de todos os hospitais do século passado e metade deste século é o aumento dos custos. No confronto entre valores médicos e econômicos, o último domina na maior parte, não importa qual seja a fonte de custeio.

Desse modo, pode-se dizer que os custos são a característica central do hospital moderno, e que foram adotados vários meios para cobri-los. Quando os hospitais eram, em sua maioria, dirigidos por organizações religiosas ou instituições beneficentes (o hospital filantrópico era o principal modo de financiamento dos hospitais na Grã-Bretanha, até serem nacionalizados no contexto do Serviço Nacional de Saúde), os custos normalmente eram responsabilidade daqueles que o financiavam, mas raramente os usavam. Cirurgia moderna, raios X e outros dispositivos para diagnóstico significavam que, a partir do final do século XIX, os ricos também tinham motivos para entrar no hospital. A solução do hospital filantrópico britânico foi construir alas pagas para aqueles que tinham recursos e utilizar os lucros gerados por eles para subsidiar as alas filantrópicas. Nos Estados Unidos, alas pagas desenvolveram-se antes, e hospitais particulares tais como a Clínica Mayo – criada em Minnesota pela família Mayo na década de 1880, oferecia tratamentos médicos e cirúrgicos avançados àqueles que não podiam pagar ou que tinham seguro saúde particular. O papel das companhias de seguro no início do século XX ainda não é suficientemente reconhecido pela história da medicina e, embora muitas das primeiras companhias enfatizassem seus objetivos filantrópicos, o lucro era um motivo sempre presente.

Qualquer que seja o sistema de assistência médica, nas sociedades ocidentais os acordos com terceiros são norma no que diz respeito a pagamentos hospitalares, de tão altas que são as contas. Os custos de construção, aquecimento, iluminação, manutenção, equipamento e contratação de funcionários dessas complexas instituições têm sido uma preocupação cada vez maior nesse último século. O grupo patrocinador tem variado entre o Estado, o município, uma organização religiosa, uma companhia de seguros, uma entidade filantrópica, governantes, um patrocinador rico, ou uma combinação deles. Hospitais que visam o lucro, tais como os dos Estados Unidos, atraem muitas críticas devido às políticas draconianas de admissão, na qual a apólice de seguro é mais importante do que o diagnóstico ou a necessidade médica. Mas a motivação pela eficiência e a adoção de modelos de negócios caracterizam quase todos os hospitais modernos. No século XIX, o medo do prejuízo trazido pelas doenças crônicas era a principal preocupação dos trabalhadores. Uma doença debilitante que exija hospitalização prolongada e não seja adequadamente coberta pelo seguro é hoje o medo das pessoas que se sentem confortáveis contanto que tenham saúde.

Novas tecnologias, assim como limitações financeiras, reduziram o tempo médio da permanência em hospital. Tirar as pessoas da cama rapidamente, mesmo após uma cirurgia de grande porte, é hoje uma meta cirúrgica. Há sólidas evidências médicas de que se trata de uma boa ideia, pois reduz tromboses, escaras e atrofia muscular, mas a estratégia também tem fundamentos econômicos, já que reduz a estadia no hospital. Procedimentos diagnósticos que antigamente exigiriam internação no hospital agora são conduzidos em ambulatórios.

Apesar dos problemas que apresentam, os hospitais estão aqui para ficar. Eles têm três características particulares que os tornam indispensáveis: diagnósticos sofisticados, terapia intensiva e cirurgia. O diagnóstico era a única coisa em que os hospitais franceses do século XIX eram melhores, e, por diferentes motivos, ir a um hospital para uma bateria de exames ainda é uma experiência moderna comum. A tecnologia e a ciência andam juntas em procedimentos como cateterismo cardíaco, para avaliar a função do coração; biópsia de fígado ou rim, para procurar uma amostra de tecido para exame com microscópio; o uso do ultrassom para monitorar o desenvolvimento fetal durante a gestação; ou a tomografia computadorizada, ou ressonância magnética, dois

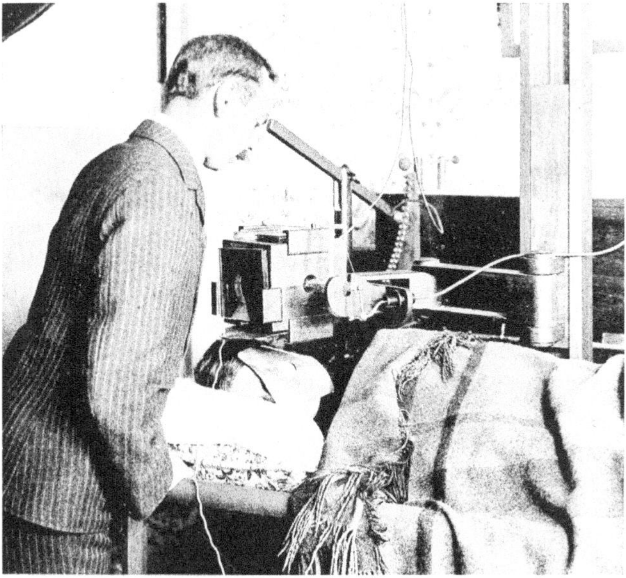

23. Os raios X rapidamente encontraram sua aplicação, tanto no diagnóstico quanto na terapia. Nessa imagem de 1902, mostrando uma terapia com raios X, o instrumento tem uma proteção à sua volta, uma precaução incomum na época. O próprio médico está desprotegido, e não usa nem mesmo um avental branco como símbolo de seu ofício.

meios não invasivos de visualização de estruturas internas do corpo. A tomografia computadorizada e a ressonância magnética usam princípios tecnológicos e científicos diferentes. A primeira constrói uma imagem do interior do corpo por meio de imagens em série que são combinadas com o uso do computador; a última usa um forte campo magnético que é manipulado por uma onda de radiofrequência.

As duas técnicas apresentam muitas similaridades. Ambas as invenções renderam um Prêmio Nobel a seus criadores; ambas produzem uma imagem tridimensional que também mostra tecidos moles com mais nitidez do que os raios X tradicionais; ambas foram responsáveis por avanços surpreendentes em diagnósticos e tratamentos, permitindo, por exemplo, punções aspirativas por agulha em casos que antes exigiriam cirurgia invasiva; ambas as máquinas são extremamente caras de se produzir, manter e usar. Como a ressonância magnética apresenta menos riscos ao paciente e produz uma imagem mais clara das estruturas sutis de tecido mole, substituiu em grande parte a tomografia computadorizada, mas as duas, desde a década de 1980, simbolizaram o poder e os custos da medicina moderna impulsionada pela tecnologia. Juntamente com lasers, fibra ótica e várias outras inovações modernas, elas mudaram a cara da medicina hospitalar, aumentando a gama de coisas que os médicos podem saber e fazer, mas também elevando substancialmente os custos da assistência médica.

A segunda característica da medicina hospitalar que permanecerá é a terapia intensiva. Trauma, por exemplo, não é simplesmente uma área importante da medicina militar, mas também deve lidar com acidentes de trânsito, ferimentos a faca ou tiros, queimaduras e uma série de riscos oferecidos pela sociedade moderna. O terrorismo deu mais visibilidade à especialidade. No início da Segunda Guerra Mundial, países europeus faziam preparações de rotina para aprender a lidar com um grande número de mortes de civis; existem atualmente planos similares para desastres em grande escala, mas vítimas individuais de acidentes e doenças agudas sempre foram parte da responsabilidade dos hospitais.

Locais específicos dentro dos hospitais foram gradualmente desenvolvidos para cuidar de pessoas gravemente doentes ou feridas. Depois que a antissepsia listeriana e a assepsia tornaram viáveis as grandes cirurgias, quartos para recuperação foram incluídos aos quirófanos, e enfermeiros especializados nos cuidados a pacientes cirúrgicos foram adicionados à equipe do hospital. No século XX, a pressão sanguínea e outros cuidados vitais podiam ser monitorados, e com o desenvolvimento de fluidos intravenosos e da transfusão de sangue durante os anos entreguerras, o choque cirúrgico e outras complicações pós-operatórias foram tratados com mais efetividade. Na década de 1950, o monitoramento contínuo do batimento cardíaco foi acrescentado ao equipamento tecnológico existente, e à medida em que os ataques cardíacos tornaram-se facilmente reconhecíveis como emergência médica, unidades coronarianas evoluíram para cuidar dos estágios agudos. Tais unidades estão longe de serem lugares pacíficos para os pacientes (ou funcionários), e durante os anos de 1970, foi seriamente discutido se as vítimas de ataques cardíacos não ficariam melhor em casa, simplesmente descansando. Um melhor controle das irregularidades do batimento cardíaco, uma importante causa de morte na fase aguda dos infartos do miocárdio, assim como técnicas modernas de ressuscitação, garantiram a permanência das unidades de terapia intensiva coronarianas, apesar de seus custos e ambiente desumano. Pacientes que sofreram derrames, comas diabéticos ou outros episódios debilitantes também são tratados em unidades de terapia intensiva.

A cirurgia moderna também é realizada em ambiente hospitalar. Técnicas minimamente invasivas significam que radiologistas, cardiologistas, gastroenterologistas e outros especialistas não cirúrgicos com frequência executam procedimentos manuais, mas o cirurgião ainda ocupa um local privilegiado na hierarquia médica moderna. Se o Prêmio Nobel serve como indicação do valor de um médico, pode-se dizer que os cirurgiões não foram muito bem-representados, em especial nos anos mais recentes. No início, Theodor Kocher (1841-1917) ganhou um por seu trabalho sobre a cirurgia da tireoide, e Alexis Carrel (1873-1944), pioneiro na sutura vascular, ganhou um, embora a maior parte de sua pesquisa fosse com cultura de tecidos. Charles Huggins (1901-1997), urologista nascido no Canadá, dividiu um Prêmio Nobel (1966) por mostrar que tumores de próstata podem depender de hormônios. Seu trabalho havia sido feito um quarto de século antes. O neurologista português Antonio Egas Moniz (1874-1955) dividiu o Prêmio de 1949 por seu trabalho sobre lobotomia pré-frontal, hoje considerado algo um tanto quanto constrangedor. Em termos de ajuda à humanidade, John Charnley (1911-1982), cirurgião ortopédico britânico, mereceu mas não recebeu um prêmio por sua pesquisa pioneira sobre tecnologia e abordagens cirúrgicas para artroplastia do quadril. O cateterismo cardíaco também ganhou um (1956), mas nenhum dos ganhadores era um cirurgião de carreira, reforçando a afirmação de que procedimentos cirúrgicos atualmente são executados por uma série de especialistas não cirúrgicos.

O único Prêmio moderno para a cirurgia foi para os três pioneiros do transplante, um dos aspectos mais expressivos da cirurgia atual, mas que envolveu muita pesquisa imunológica de base para controlar e tendência que o corpo tem de rejeitar tecidos e órgãos percebidos como estranhos. Rins, corações e fígados hoje são transplantados rotineiramente de doadores (em geral mortos, embora uma pessoa com dois rins saudáveis possa doar um). A cirurgia de transplante pode ser precisamente descrita como um milagre da ciência e do campo da cirurgia, mas também é um ícone dos dilemas da assistência médica moderna. Receber um órgão estranho na maior parte das vezes coloca o beneficiário em uma relação médica para a vida toda, uma vez que poderosas drogas imunossupressoras precisam ser tomadas por um longo tempo e, infelizmente, têm efeitos colaterais, incluindo a susceptibilidade do doador a infecções. Fatidicamente, a falta de órgãos para transplante levou a um mercado negro internacional, no princípio por meio de indivíduos muito pobres de países em desenvolvimento, que vendiam seus órgãos para os países ricos.

Hospitais salvam vidas. Eles também estão no centro da educação médica e da pesquisa clínica, mas sofrem de sérios problemas estruturais. O custeio é quase sempre fonte de preocupação, e embora frequentemente mantenham a retórica da caridade e do serviço, devem ser administrados como as instituições complexas que são. A resistência a antibióticos entre muitos microrganismos patogênicos é comum hoje, mas o ambiente rico em antibióticos dos hospitais faz com que sejam o lugar ideal para que esse fenômeno evolutivo ocorra. A resistência a antibióticos acontece quando uma mudança genética aleatória em um microrganismo produz alguma característica que permite que ele resista ao antibiótico. Da forma que Darwin teria entendido, a nova característica hereditária dá uma vantagem ao microrganismo, e ele se fortalece. O estafilococo, uma bactéria comum que causa bolhas, mas também infecções mais sérias, era inicialmente suscetível à penicilina, a droga maravilhosa da década de 1940. Ele logo se tornou resistente, e quando foram desenvolvidos novos antibióticos, adquiriu resistência a muitos deles também. Hoje o conhecemos pela sigla SARM (*Staphylococcus aureus* resistente à meticilina). É um problema sério em hospitais e, uma vez que sempre há movimentação entre os hospitais e o mundo externo, é um problema para as comunidades também. Os agentes causadores da malária, tuberculose e HIV desenvolveram resistência a todos os tratamentos convencionais, complicando essas que são doenças importantes em todo o mundo.

O hospital não causou esse fenômeno, quem o causou foi a ação humana. Mas elementos patogênicos resistentes a medicamentos são tão comuns hoje em dia que os hospitais modernos às vezes perdem seu desejado epíteto, "casas de cura", e voltam a ser vistos como antigamente, "passagens para a morte".

Medicina na comunidade: nossa saúde em nossas mãos

Os defensores da saúde pública no século XIX criaram uma infraestrutura em todo o mundo moderno, desenvolvida em ritmos diferentes e sensível a ideologias nacionais divergentes. Como vimos, o movimento conquistou mais efetividade depois que as causas das doenças infecciosas foram melhor entendidas, mas a infraestrutura por si só teve a mesma importância. O grupo de indivíduos (chefes de serviços médicos, analistas de água e alimentos, inspetores sanitários e de fábricas e construções, enfermeiros visitantes), e o conjunto cada vez maior de regulamentações que eles tinham o poder de impor, eram necessários para implementar as reformas que os governos identificavam como sua responsabilidade. A saúde pública deveria honrar seu nome e estender seus benefícios a todos os membros da sociedade.

De modo geral, honrou, mas grupos vulneráveis – pobres, crianças, idosos e mulheres em idade reprodutiva – eram frequentemente identificados e preparados para receber mais benefícios. Ao mesmo tempo que isso pode colocar um brilho desnecessariamente benevolente na saúde pública de boa parte do final do século XIX e início do XX, um historiador argumentou que a guerra era boa para bebês e outras crianças pequenas. A guerra em questão era a Guerra dos Bôeres, e a preocupação era devido ao fato de que muitos recrutas dos bairros pobres tiveram que ser rejeitados no serviço militar por motivos de saúde. Além disso, o resultado não satisfatório do conflito gerou temores de que a Grã-Bretanha não pudesse sustentar seu império sem melhorar a saúde e as condições físicas de seu povo. Temores similares estimularam a saúde pública e os movimentos a favor da natalidade em outros países ocidentais, mesmo que o espectro da degeneração racial (e uma taxa de natalidade notavelmente maior no proletariado do que nas classes médias) também tenha estimulado o movimento de eugenia. A saúde pública teve tradicionalmente uma orientação ambientalista: livre-se da sujeira, da superpopulação e do desmazelo moral que elas produzem, e a massa será mais saudável. Esse antigo mantra foi diluído pela ênfase na hereditariedade ruim e no cenário mais novo que dizia que as nações ocidentais manteriam sua dominância sobre o mundo apenas se impedissem que os indesejáveis procriassem.

Como se sabe, o movimento de eugenia atingiu seu apogeu na Alemanha nazista. Suas ideias sobre destino racial e a degeneração inerente dos judeus, ciganos e outros grupos marginais, eram bárbaras ao extremo. Toda a ideologia nazista era guiada por um dogmatismo implacável, mas ironicamente incluía noções sobre a importância do ar fresco e dos exercícios para manter a saúde, e uma crença de que o tabaco e o álcool eram inimigos dela. Há muitos caminhos para as ideias atuais sobre um estilo de vida saudável, e nem todos merecem ser seguidos.

Os nazistas levaram as ideias das hierarquias raciais ao extremo, mas o racismo era bastante propagado no período.

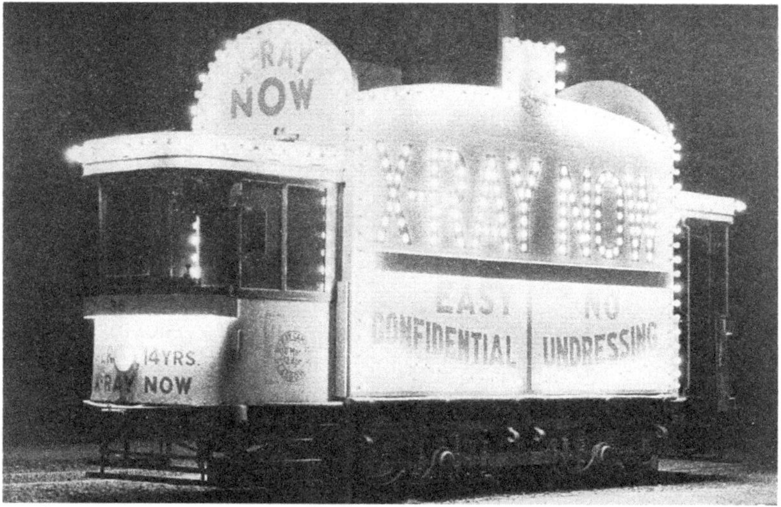

24. Submeter a população a exames radiográficos como parte da campanha de combate à tuberculose era um recurso habitual das iniciativas de saúde pública na década de 1930. Esse bonde de Glasgow, em 1957, lembrava um brinquedo de parque de diversões e tentava fazer dos raios X algo moderno e simples (não havia necessidade de se despir, era rápido e confidencial).

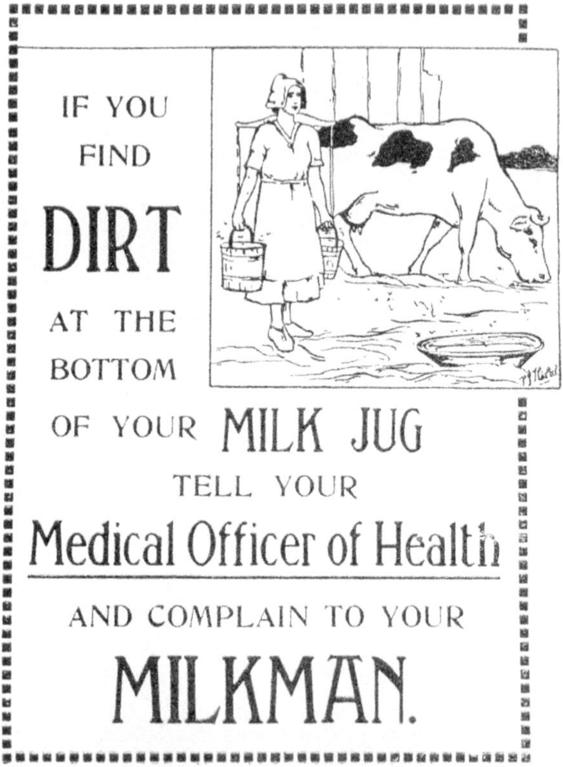

Health Slogan Lantern Slides.

25. O leite contaminado era uma fonte comum de transmissão da tuberculose antes da pasteurização tornar-se obrigatória. Outros riscos em potencial foram alertados aqui, neste slide de lanterna mágica de 1929 que encorajava o público a se envolver denunciando ao chefe de serviços médicos e reclamando ao leiteiro.

Enquanto as nações desenvolvidas podem dar por garantidas a inspeção e regulamentação da saúde pública, ou ficar irritadas quando elas falham, muitos dos artifícios do antigo movimento sanitarista ainda estão sendo executados no mundo em desenvolvimento. Muita coisa mudou, é claro, mas os problemas encontrados nas partes mais pobres do mundo não surpreenderiam Edwin Chadwick ou outros de seus defensores na Europa do século XIX. Questões de mortalidade infantil e materna, doenças epidemiológicas, pobreza e condições sanitárias ruins ainda existem. Enquanto o Ocidente combate a obesidade e os estilos de vida sedentários, grande parte do mundo luta por algo para comer. Ainda se briga para ter uma saúde pública aos moldes antigos em muitos países. Chadwick achou que água limpa e projetos decentes para a eliminação de dejetos humanos resolveriam grande parte dos problemas das doenças da sujeira. Suas ideias médicas eram ingênuas, mas seus objetivos admiráveis ainda não foram conquistados no mundo todo.

Potências imperiais fizeram algum trabalho de saúde pública em suas possessões em outros continentes. Os britânicos na Índia, por exemplo, levaram o cólera e a malária muito a sério. Nenhuma delas era uma doença exclusivamente tropical, já que ambas eram conhecidas na Europa. Mas a descoberta de Ronald Ross (1857-1932), trabalhando no Serviço Médico Indiano, sobre o papel do mosquito *Anopheles* na transmissão da malária acelerou o desenvolvimento da medicina tropical como uma especialidade médica. A malária ocorria em climas temperados assim como em tropicais, mas adaptava-se de muitas formas ao modelo do mentor de Ross, Patrick Manson (1844-1922), elaborado como as características distintas das doenças com que tinha que lidar sua especialidade. Ela era transmitida por um inseto, então tinha um ciclo de vida e modo de propagação mais complicados do que as doenças bacterianas do Velho Mundo. Além disso, o organismo que a causava era um plasmódio, não uma bactéria, correspondendo à crença de Manson de que vermes, parasitas e outros tipos de organismos eram os principais inimigos nos trópicos. Manson usou o trabalho de Ross, anunciado em 1897 e 1898, para convencer o governo britânico a criar uma Escola de Medicina Tropical em Londres, em 1898. Outra foi estabelecida em Liverpool alguns meses antes, e uma enorme quantidade de institutos e escolas de medicina tropical passaram a existir no mundo todo antes da explosão da Primeira Guerra Mundial.

O objetivo dessas escolas era treinar médicos militares para lidar com a gama de doenças com as quais se deparariam na Ásia, África e outras áreas tropicais do mundo. A medicina tropical deixaria essas áreas seguras para que os Europeus continuassem suas tentativas de cristianizar, civilizar e comercializar os povos sob seu domínio. Alguns historiadores consideraram essa empreitada totalmente egoísta, executada por governos e indivíduos que não tinham consideração pelos nativos e que apenas queriam criar enclaves seguros para soldados, mercadores, colonos e funcionários públicos europeus. Se alguém examinar imparcialmente as motivações e carreiras de muitos dos principais envolvidos na empreitada, chegará a um cenário muito mais sutil. Ao menos, o egoísmo esclarecido ditava que as doenças precisam ser controladas entre os grupos. Na Ásia, especialmente, os europeus muitas vezes apreciavam a riqueza das culturas que estavam controlando e explorando. Na África Subsaariana era diferente o conjunto de condições obtidas, acentuadas pela dureza do perfil das doenças no oeste da África, principalmente, e a ausência de uma cultura escrita. Mas é historicamente deformador reduzir os esforços médicos e de saúde pública nos domínios imperiais a simples exploração.

A maior parte da medicina tropical antes da Primeira Guerra Mundial foi iniciada por potências coloniais, para servir a suas próprias possessões. A exceção foi a medicina missionária, enfermeiras e médicos preocupados com a disseminação da mensagem da saúde ocidental assim como da religião. Os missionários foram responsáveis por estabelecer e equipar centros de saúde e hospitais em muitas partes do mundo, e enquanto tentavam seguir a geografia imperial estabelecida, havia algumas atividades missionárias fora das esferas de dominação do país de origem. O embrião de um movimento de saúde internacional surgiu com a formação da Liga das Nações depois da Primeira Guerra Mundial, embora muitas das atividades relacionadas à saúde tivessem a ver com o Leste Europeu e outras partes do continente destruídas pela guerra. Embora os Estados Unidos estivessem relutantes em apoiar a Liga, a Fundação Rockefeller e suas agências internacionais foram particularmente ativas durante os anos entreguerras. Os funcionários da Rockefeller queriam estabelecer instituições em estilo ocidental (escolas de medicina, institutos de pesquisa, e hospitais-escola) em áreas onde houvesse a possibilidade de auxílio contínuo aos indígenas e, assim, de continuidade. Europa, México e América Latina foram as primeiras áreas de atividade internacional da Fundação, embora seu interesse em malária, esquistossomose e tênia tenham levado os funcionários a outras partes do mundo também.

Logo depois da Segunda Guerra Mundial, o internacionalismo foi finalmente estabelecido por meio das Nações Unidas e organizações irmãs, especialmente a OMS. A OMS sempre teve objetivos admiráveis, mas lutou com a complexidade dos problemas que procurou enfrentar. O modo dominante de atacar doenças no entreguerras era vertical: doenças específicas com modos de transmissão definidos eram escolhidas como a forma mais eficiente de aprimorar a saúde em países pobres. Varíola e malária foram alvo de duas grandes campanhas na década de 1950 e após. O programa da malária, aprovado na Assembleia Geral da OMS em 1955, foi amplamente inspirado pela disponibilidade de DDT, o inseticida desenvolvido durante a Segunda Guerra Mundial e usado com grande efetividade contra a malária e o tifo (uma doença transmitida pelo piolho)

Desde que Ross e G. B. Grassi (1854-1925), na Itália, descobriram o papel do mosquito *Anopheles* na transmissão da malária, e elucidaram o ciclo de vida do plasmódio responsável pela doença, seu controle pareceu óbvio. Basta eliminar o mosquito, interferindo em seus locais de procriação, drenando, jogando óleo e adotando "brigadas antimosquito" para patrulhar os lugares de infestação e a doença deve desaparecer. Além disso, a quinina poderia curar a doença e há muito tempo havia demonstrado servir como proteção se tomada regularmente. Ross passou as últimas três décadas de sua vida argumentando que a malária podia ser evitada se recursos suficientes fossem dedicados a ela. O conhecimento estava lá, apenas uma falta de vontade (e dinheiro) impedia que esse desejável objetivo fosse alcançado.

THIS MESSAGE ON MALARIA PREVENTION IS SENT OUT TO EVERY SOLDIER OF THE ALLIED ARMIES WITH THE DIRECT APPROVAL AND BY THE EXPRESS ORDERS OF GENERAL EISENHOWER, COMMANDER - IN - CHIEF OF THE ALLIED FORCES IN NORTH AFRICA. THE MESSAGE RUNS AS FOLLOWS:

«From April 22 onwards every soldier in North Africa will be given the anti-malaria tablets as already prescribed in routine orders. This regulation applies to every officer, N.C.O., and man in the Allied Forces. It must be understood that from this date onwards our troops must be equipped to fight malaria as well as the common enemy.

Every soldier should be aware that in becoming a malaria casualty, through neglect of this precaution, he is wilfully endangering his healthy neighbour because of his own infection.

Though the disease itself is readilycurable, any man who fails to take the necessary steps to avoid infection is clearly « letting down » his friends, and is thereby aiding the enemy.

Failure to take reasonable precautions is «not playing the game.» Remember that our foes, so long as they remain to contest this well-watered strip of territory, are also subject to the same malaria handicap. It is our aim to fling them out and chase them overseas. The side which combats the disease most effectively has the best chance of winning the campaign.»

Lt.-Col. J. W. SCHARFF, R.A.M.C.
MALARIAL ADVISER, A.F.H.Q.

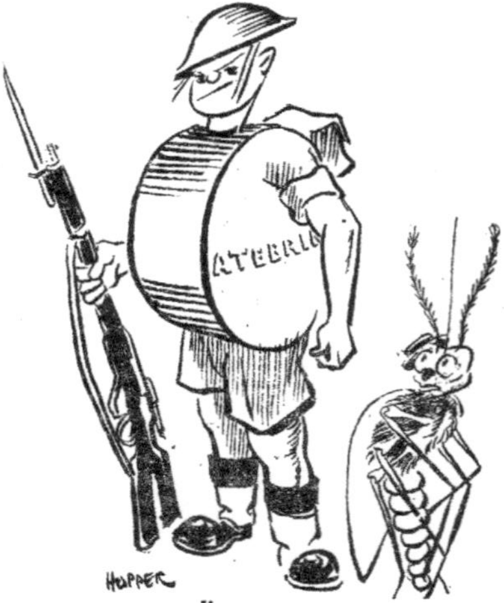

FROM THE "UNION JACK"

26. A medicina preventiva desempenhava um papel importante nas campanhas da Segunda Guerra Mundial. Aqui, os soldados eram encorajados a tomar suas doses regulares de atebrina, o medicamento antimalária mais usado no período. A malária ainda era uma doença importante no Oriente Médio, no sul da Europa e nas regiões em guerra na Ásia.

Para Ross, aplicar o programa vertical, erradicar ou marginalizar a doença, aliando a isso uma força de trabalho mais saudável, faria com que alcançassem o desenvolvimento econômico, impossível enquanto a doença ainda estivesse se alastrando. Para outros malariologistas, apenas um programa horizontal funcionaria. O declínio da malária na Europa sugeria que se existisse um padrão razoável de vida, de desenvolvimento econômico e educação, a malária desapareceria como consequência. Esses malariologistas argumentavam que em áreas de grande incidência de malária (a maior parte da África, por exemplo), a exposição constante desde o nascimento produzia uma população mais ou menos imune. Removendo essa exposição "natural" as formas altamente epidêmicas da doença prosperariam.

O DDT pareceu transferir esses argumentos para a história. Era barato, tinha um efeito residual depois de pulverizado e prometia uma solução tecnológica para um problema de saúde complicado e alastrado. Partes da região mais afetada da África foram excluídas da ordem, mas os planos eram de que o resto do mundo estivesse livre de malária em algumas décadas. A campanha foi aprovada no ímpeto do otimismo pós-guerra, mas teve problemas desde o início. Se o equipamento de pulverização era entregue, não havia DDT, ou vice-versa. O treinamento dos agentes de campo era lento e trabalhoso. Os resultados em diferentes partes do mundo eram variáveis. Um movimento ambiental crescente, liderado pela publicação de *Primavera silenciosa,* de Rachel Carson, era contra os efeitos mais gerais do DDT, e os movimentos de protesto da década de 1960 não gostavam da organização em larga escala da campanha e, especialmente, dos lucros que as empresas (principalmente) americanas estavam fazendo com isso. No final, mosquitos resistentes ao DDT começaram a surgir.

O programa de erradicação da malária estava lentamente se convertendo em um controle de foco em 1969, com muito menos alarde do que em seu lançamento. Seus erros foram alvos fáceis para análises críticas, mas conseguiram algum sucesso, por exemplo, nos países mediterrâneos da

Europa, onde a malária havia ressurgido durante as turbulências da Segunda Guerra Mundial. Itália, Espanha, Portugal e, notavelmente, Grécia, muito menos desenvolvidos economicamente do que os outros, foram declarados livres de malária durante os anos da campanha. O Sri Lanka chegou perto, e a incidência da doença da Índia diminuiu drasticamente.

Em contrapartida, a iniciativa de erradicação da varíola da OMS ainda é proclamada como um triunfo da medicina moderna. E foi um triunfo, já que o último caso de ocorrência natural de varíola foi relatado em 1977, e a doença foi confirmada como extinta em populações humanas em maio de 1980. No final, foi produto da cooperação internacional e da boa vontade, e não da ciência médica. Contou com a velha (popular) descoberta da vacinação e com os métodos consagrados de rastreamento, isolamento e vacinação em massa da população em risco. Não havia tratamento a não ser medidas de apoio. A varíola poderia ser erradicada uma vez que não tinha reservatório animal, era transmitida de pessoa para pessoa e podia ser controlada por meio do isolamento e da vacinação. Foi uma campanha administrativa, embora isso não diminua de forma alguma sua importância.

Campanhas verticais de doenças específicas ainda são atraentes, e muitas delas foram bem-sucedidas. A pólio está quase erradicada, e as campanhas contra a dracunculíase e a oncocercose foram consideradas eficazes. Apesar do glamour (mesmo que o trabalho possa ser rotineiro) das estratégias para doenças específicas, a importância dos cuidados básicos de saúde também foi reconhecida. A conferência de Alma-Ata da OMS declarou oficialmente os programas horizontais como metas necessárias para o sistema de saúde internacional. Em essência, isso meramente ratificou a verdade evidente de que infraestrutura médica e social é uma precondição para fornecimento sustentável da saúde pública moderna e de assistência médica. Sua concretização tem sido lenta, uma vez que a diferença econômica entre os ricos e os pobres aumentou nas últimas décadas, e o HIV, a malária resistente às drogas, a tuberculose e as guerras interferiram. Houve alguns ganhos, mas mais empecilhos, durante as décadas finais do último século, e a perspectiva é desafiadora, para dizer o mínimo.

Alguns desses problemas nos países mais pobres são simplesmente reflexos de questões do Ocidente, onde alcoolismo, uso de drogas, tuberculose e HIV resistentes e obesidade se tornaram grandes problemas de saúde. Um hábito social, exportado do Ocidente, ameaça ser uma bomba relógio nas próximas décadas: o tabagismo. A descoberta de uma ligação direta entre o cigarro e o câncer de pulmão é uma das grandes conquistas da inspeção epidemiológica moderna. O câncer de pulmão era uma condição rara nos séculos anteriores, e seu crescimento gradual durante o período entreguerras foi notado por muitos clínicos e poucos estatísticos. Por volta do final dos anos de 1940, foi reconhecido como uma doença séria da modernidade, e o Conselho de Pesquisa Médica na Grã-Bretanha indicou dois indivíduos, um clínico com inclinação para a matemática e um estatístico, para investigar sua disseminação e tentar determinar sua causa. O clínico era Richard Doll (1912-2005); o estatístico, Austin Bradford Hill (1897-1991). Suas próprias suspeitas sugeriram que o câncer de pulmão provavelmente era uma doença da poluição moderna, fumaça de escapamento de carros ou piche da superfície das estradas.

Eles começaram o trabalho desenvolvendo um questionário para pacientes diagnosticados com câncer de pulmão, fígado ou intestino nos hospitais de Londres. O surpreendente resultado inicial é que o tabagismo intenso estava presente naqueles com câncer de pulmão, mas não naqueles com outras formas de câncer. Ao mesmo tempo, um estudo americano (1950), baseado em autópsias de paciente que morreram de câncer no pulmão também descobriu uma alta incidência de fumantes entre as vítimas. Com base nessas sugestivas descobertas, Doll e Hill desenvolveram um estudo prospectivo, acompanhando a saúde de mais de 34 mil médicos britânicos que concordaram em fazer parte dele. Por terem que informar suas mudanças de endereço todos os anos ao Registro Médico, uma lista anual de profissionais qualificados, Doll e Hill puderam seguir seus colegas

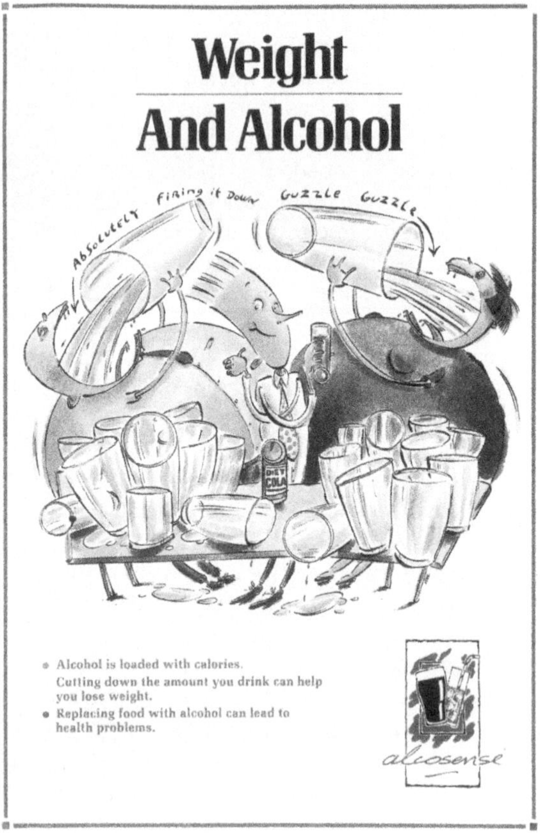

Weight
And Alcohol
Absolutely
Firing it Down
Guzzle
Guzzle
Diet Cola
• Alcohol is loaded with calories.
Cutting down the amount you drink can help you lose weight.
• Replacing food with alcohol can lead to health problems.
alcosense

27. A medicina de estilo de vida de 1992, em um cartaz que objetivava tanto o combate à obesidade quanto os efeitos nocivos do consumo excessivo de álcool.

durante anos, relacionando as chances de cada indivíduo de adquirir câncer de pulmão a seus hábitos de tabagismo. Uma vez que muitos médicos (incluindo o próprio Doll) abandonaram o hábito assim que os riscos foram expostos, o estudo também ofereceu a oportunidade de computar estatisticamente os anos ganhos ao se desistir do tabaco. A última parte do estudo foi publicada em 2004, cinquenta anos depois, e escrita pelo próprio Doll, juntamente com um colega. Provavelmente se trata do experimento social mais notável já planejado pela medicina. O projeto era simples, mas a execução era tenaz, e os resultados desdobraram-se em uma série de trabalhos durante meio século. Quando o experimento terminou, muitas outras evidências haviam sido produzidas sobre as consequências do cigarro para a saúde, mas pode-se dizer que Doll e Hill iniciaram o movimento moderno da "medicina do estilo de vida".

A frase mal tem duas décadas de idade, mas parece estar aqui para ficar. A medicina comunitária envolve inspeção, e juntar as observações gerou um cenário no qual o indivíduo comum tem uma grande influência em sua saúde. Nossas escolhas influenciam nosso bem-estar. Na era dourada da medicina, da década de 1940 ao início da de 1970, havia muita segurança de que, não importa o que fizéssemos, os médicos poderiam cuidar de nós. Entre cirurgia, antibióticos, tranquilizantes, hormônios, contraceptivos (medicina influenciando o estilo de vida em vez do estilo de vida influenciar a medicina), e a gama de outras drogas e terapias, a promessa de muito tempo de saúde estava ali na esquina. Embora a medicina seja agora ainda mais poderosa, somos menos confiantes a esse respeito. Alcoolismo, fumo, abuso de drogas, doenças venéreas, obesidade, gordura, comidas prontas com excesso de sal, criação intensamente industrializada de animais, e outras dimensões da vida ocidental moderna tiveram suas consequências. Muitas dessas imprudências são antigas, embora algumas sejam novas. A relação entre médico e paciente mudou, e a chegada do poder do paciente trouxe consigo o reconhecimento de sua responsabilidade.

A ênfase hipocrática na moderação nos lembra de que médicos são policiais morais há muito tempo. O que conta como moral ou imoral tende a mudar de acordo com diferentes ambientes culturais. No início do período moderno, uma lesão sifilítica podia ser um sinal de honra entre alguns grupos sociais; no período entreguerras, comer bem significava muita carne vermelha, creme de leite e ovos; fumar cigarros era um emblema da emancipação feminina. Há boas razões para pensar que o conselho é melhor agora do que era no passado, e mesmo aqueles que não confiam nos médicos e na ciência médica ainda desfrutam dos benefícios da inspeção e dos estudos epidemiológicos que tentam separar o prejudicial do benéfico. Em caso de dúvida, lembre da lição hipocrática de que é mais provável encontrar a saúde no equilíbrio.

Medicina laboratorial: ainda uma promessa de novidades

O laboratório biomédico moderno nunca esteve tão distante e, ainda assim, tão próximo do cidadão consciente médio. Cientistas frequentemente convocam coletivas de imprensa quando acreditam ter algo importante a relatar; todas as agências de notícias trazem artigos sobre ciência regularmente. A internet faz com que um conhecimento sofisticado fique à disposição de todos que se deem ao trabalho de buscar. Apesar de nossa cultura moderna comandada pela informação, pesquisas revelam uma profunda falta de conhecimento em relação à saúde e à ciência, que é generalizada e preocupante. Provavelmente sempre foi assim, e a crítica do médico e romancista C.P. Snow sobre as "duas culturas" já repercutia antes que ele a escrevesse em 1959, e ainda repercute. Snow argumentou que a maioria dos não cientistas é menos informada a respeito das ideias principais da ciência do que os cientistas o são em relação à cultura geral. A ignorância está em toda a parte, mas a ignorância em relação à ciência e à medicina é particularmente maior.

Ainda que não conheçam os detalhes, muitas pessoas sabem que a medicina praticada no século XXI sofreu uma grande influência da ciência médica. Acima de tudo, as descobertas de novos medicamentos e, mais recentemente, as controvérsias que cercam o Projeto Genoma Humano e a pesquisa com células-tronco, têm sido fonte de notícias.

As últimas duas estão fora do escopo desse relato histórico, mas a medicina contemporânea foi transformada pelo poder terapêutico dos medicamentos. A sorte e o acaso tiveram um papel na descoberta de um grande número deles, mas o laboratório tem sido, de forma mais importante, o local onde seu potencial terapêutico é observado pela primeira vez. O comentário feito por Claude Bernard no século XIX ainda se aplica: o laboratório é o santuário da medicina experimental.

A partir do final do século XIX, um grande número de fármacos eficazes começaram a passar pelo crivo e tiveram um poder permanente. Entre eles, estão incluídos a aspirina, a fenacetina, o hidrato de cloral e os barbitúricos. Todos compartilham a característica de serem relativamente simples em sua química, acessíveis aos métodos analíticos então disponíveis. A aspirina é muito citada como uma droga que não passaria pelos padrões de segurança atuais, pelo fato de ser um irritante gástrico e poder ser usada para o suicídio. Ironicamente, em doses baixas, demonstrou ser eficaz na prevenção da coagulação sanguínea e, portanto, é utilizada para evitar ataques cardíacos e derrames, usos distantes daqueles para os quais foi inicialmente concebida. O efeito individual é pequeno, mas significativo em uma grande população. Seu mecanismo de ação só foi desenvolvido durante a geração passada, décadas depois de seu uso ter se tornado rotineiro como uma droga anti-inflamatória e para o alívio da dor e da febre.

Entre este grupo de medicamentos e os da década de 1920, surgiram diversos produtos químicos e um bom número de produtos biológicos, especialmente as vacinas e os antissoros. Nenhum deles pode ser comparado à insulina, descoberta em 1921 por um jovem médico que se tornou fisiologista e por um estudante de medicina da Universidade de Toronto. Frederick Banting (1891-1941), o fisiologista, obteve permissão para usar o laboratório durante as férias de verão, enquanto o professor estava fora. Charles Best (1899-1978), o estudante de medicina que também se tornou um célebre fisiologista, auxiliou no cuidadoso isolamento do hormônio ativo secretado pelo pâncreas. Surpreendentemente, a substância reduziu os níveis de glicose no sangue de diabéticos. Banting e o professor ausente, J.J.R. Macleod (1876-1935), receberam o Prêmio Nobel quase imediatamente. Eles, de forma correta, dividiram seus prêmios em dinheiro com Best e com o químico J.B. Collip (1892-1965), que ajudou na purificação da substância. Esse foi um clássico exemplo de experimento único, com amplo uso terapêutico e totalmente merecedor do Prêmio que rapidamente recebeu. Dentro de um ano a insulina estava disponível comercialmente, e para os diabéticos, o novo medicamento poderia salvar vidas. A insulina é paradigma tanto para a medicina experimental quanto para os cuidados modernos com a saúde. A insulina controlou a diabetes, não a curou, e suas vítimas ainda sofriam de um mal que exigia cuidados diários. Apesar das novas formas de se administrar o medicamento e dos diferentes preparos, a diabetes dependente de insulina é um problema para a vida inteira, com muitas complicações que também exigem cuidados quando ocorrem. Repetidas vezes, as esperanças modernas de cura foram, na verdade, uma sentença de cuidado crônico, melhor que a alternativa, mas pior que a expectativa inicial. A verdade brutal é que o corpo humano é uma máquina maravilhosamente evoluída, e a medicina raramente se dá tão bem quanto a natureza.

Apesar das questões permanentes relacionadas ao controle da diabetes, a insulina foi uma grande inovação, sendo vista dessa forma pelos pacientes. Ela levou o público em geral a esperar mais das investigações laboratoriais, uma atitude reforçada pelo sucesso do tratamento da anemia perniciosa. Os resultados não foram tão drásticos quanto os de pacientes em coma diabético acordando após a administração de insulina e glicose, mas a anemia perniciosa, como sugere o nome, era uma moléstia debilitante, penosa e, no fim das contas, fatal. Como a insulina, no entanto, a lógica da terapia foi elaborada dentro de um laboratório, por meio de experimentos com a alimentação de cães. A solução, comer grandes quantidades de fígado cru, não era exatamente o que os pacientes teriam escolhido, mas muitos acharam que era melhor do que as consequências da doença.

Essa e outras inovações do laboratório – a identificação de tipos sanguíneos tornando as transfusões seguras, as diversas vacinas, o conhecimento crescente a respeito da natureza dos vírus – mantiveram a medicina científica no domínio público. A ascensão ocorreu nos anos que cercaram a Segunda Guerra Mundial, gerando enfim a grande ciência que ainda temos. Os medicamentos à base de sulfonamidas, por exemplo, eram eficazes contra diversas bactérias comuns: uma consequência foi o rápido declínio da mortalidade feminina em decorrência da infecção puerperal (que com muita frequência se seguia ao parto). Esses foram desenvolvidos pouco antes da guerra (os nazistas recusaram-se a deixar que seu descobridor, Gerhard Domagk (1895-1964), fosse a Estocolmo para receber seu Prêmio Nobel), e a guerra em si pôs fim ao sistema internacional de patentes, permitindo que os medicamentos à base de sulfonamidas fossem fabricados fora da Alemanha. Durante os primeiros anos da guerra, esses medicamentos foram muito usados; ao seu final, já haviam sido suplantados pela penicilina.

É provável que a penicilina seja o medicamento prodígio de todos os tempos. Sua história aumenta o apelo. Descoberta em 1928, por acaso, por Alexander Fleming (1881-1955), através de um bolor que surgiu em uma placa de Petri que não havia sido tampada, foi mais ou menos menosprezada por uma década (houveram algumas tentativas isoladas de utilizá-la de modo terapêutico). Com o estouro da Segunda Guerra Mundial, o professor de patologia de Oxford Howard Florey (1898-1968) e sua equipe foram encarregados de procurar por novos agentes terapêuticos para serem usados contra infecções bacterianas. A penicilina estava entre as substâncias escolhidas, e usando equipamento improvisado em condições de guerra, eles isolaram uma quantidade do precioso bolor suficiente para mostrar que ela era mesmo tremendamente eficaz. Seu primeiro paciente, um policial de Oxford com uma infecção por estafilococos decorrente de um ferimento provocado pelo espinho de uma rosa, melhorou, mas não havia penicilina o bastante para alcançar uma cura, embora ela tenha sido recuperada de sua urina e administrada novamente. Ele morreu.

Durante a guerra, Florey e um colega foram para os Estados Unidos, onde a indústria farmacêutica estava menos abalada. Florey tinha uma ideia antiquada sobre a honestidade da pesquisa científica americana, e então não se ateve aos acordos de patente. Os fabricantes de remédios americanos eram muito mais perspicazes, e nos últimos dois anos da guerra estavam produzindo grandes quantidades e ganhando grandes somas de dinheiro. No princípio reservada essencialmente ao uso militar (era eficaz contra muitas infecções bacterianas, inclusive sífilis e gonorreia, bem como contra alguns contaminantes de ferimentos de guerra e pneumonias bacterianas), a penicilina foi disponibilizada para uso civil em geral pouco depois do final da guerra, em 1945.

A história da penicilina é tipicamente moderna. Altamente rentável, ela necessitava de modos industriais de produção e distribuição. Era muito eficaz contra diversos flagelos comuns, ficou barata, salvou muitas vidas e aumentou bastante o prestígio do laboratório e da medicina moderna em geral. Era um medicamento milagroso, mesmo que milagres não durem para sempre. A penicilina foi usada de forma indiscriminada, em doses que não eram as corretas, contra doenças para as quais não era apropriada, e em séries de tratamentos que não eram completadas. Ela começou a perder sua eficácia com o surgimento das bactérias resistentes à penicilina. No início, isso pareceu ser apenas um problema menor, já que outras formas de penicilina eram produzidas, e outros antibióticos chegaram ao mercado, incluindo a estreptomicina, eficaz contra a tuberculose, uma milenar matadora crônica de bactérias. A estreptomicina foi desenvolvida nos Estados Unidos, e quando um pequeno suprimento dela chegou à Grã-Bretanha pouco depois da guerra, Austin Bradford Hill (que logo voltaria sua atenção ao câncer de pulmão) usou a disponibilidade limitada a seu favor, planejando um teste duplo-cego controlado adequado, no qual nem os médicos participantes nem os pacientes sabiam que terapia estava sendo testada. Desse modo, a influência das expectativas poderia ser afastada. Os resultados demonstraram a eficácia terapêutica da estreptomicina. O projeto experimental de Hill tornou-se o modelo para a avaliação de novas terapias.

Estreptomicina, penicilina e outros antibióticos marcaram o início de uma era de ouro, quando novos e eficazes medicamentos e vacinas pareciam ser o resultado inevitável das pesquisas farmacêutica e biomédica. A cortisona surgiu no final da década de 1940, e foi acompanhada por filmes que mostravam vítimas de artrite reumatoide com graves deformidades levantando de suas camas e andando. Novos medicamentos prometiam controlar aqueles cânceres que não estavam ao alcance da cada vez mais sofisticada cirurgia ou da radioterapia. Antipsicóticos reduziram radicalmente os sintomas da esquizofrenia, das depressões graves e de outros males de pacientes que haviam passado suas vidas em hospitais psiquiátricos. Vítimas de encefalite letárgica, uma epidemia da década de 1920, que ficaram em coma por décadas, acordaram no final dos anos de 1950 depois de administrada a dopamina, um medicamento recentemente apresentado para o tratamento do mal de Parkinson (a reação foi breve, ainda que dramática). No início da década de 1960, psiquiatria comunitária eram as palavras do momento, quando pacientes psiquiátricos deveriam ser tratados como pacientes ambulatoriais, com a crença de que eles seriam capazes de viver vidas mais ou menos normais se simplesmente tomassem seus remédios. Para pessoas com depressão moderada ou ansiedade, Librium e Valium chegaram ao mercado. A medicina parecia realmente ter, ou estar prestes a ter, uma pílula contra cada mal.

Antes da década de 1940, a maior parte da pesquisa médica realizada nos Estados Unidos era financiada por fundações privadas e instituições de caridade, das quais aquelas dedicadas ao câncer, tuberculose e pólio se destacaram. A própria pólio de Franklin D. Roosevelt mantinha a doença no noticiário. Em sua forma epidêmica, tornou-se a maior causa de incapacitação de jovens, com uma média de 40 mil casos por ano entre 1951 e 1955. Por ser uma doença viral, não era suscetível a antibióticos, e a consequência deixada naqueles que sobreviviam normalmente era uma deficiência para o resto da vida. Embora fosse mais prevalente nos Estados Unidos que em qualquer outro país, a pólio tinha uma distribuição mundial (maior no Ocidente do que nos países mais pobres), e a epidemia de Copenhague em 1952 foi comovente, não apenas por sua gravidade como pelos atos humanitários por ela inspirados. Para manter vivos os doentes mais graves, foram usadas traqueotomias e ventilação positiva intermitente, com cerca de 1,5 mil voluntários passando 165 mil horas ventilando manualmente as vítimas. A pólio não obedecia à divisão entre ricos e pobres: é uma doença relacionada à boa higiene, com crianças de países onde não há água limpa contraindo o vírus na infância, quando não são produzidos os danos neuromusculares permanentes que ocorrem nos casos em que crianças mais velhas e jovens adultos são expostos ao vírus pela primeira vez.

A etiologia viral da pólio e o fato de que as pessoas que se recuperavam nunca pegavam a doença novamente fizeram da vacina a estratégia mais sensata. A Fundação March of Dimes era rica, embora os auxílios financeiros fossem avaliados por padrões que seriam inaceitáveis nos dias de hoje. Diversas vacinas foram preparadas na década de 1940, mas foi apenas com as vacinas criadas por Salk e Sabin na década de 1950 que campanhas de imunização em grande escala foram colocadas em prática. Jonas Salk (1914-1995) desenvolveu uma vacina de vírus morto. Apesar de alguns graves defeitos, a vacina era eficaz, mas logo foi substituída pela vacina de vírus vivo atenuado de Albert Sabin (1906-1993). A vacina de Sabin era administrada pela via oral, em um torrão de açúcar, o que a tornava fácil de distribuir e popular entre as crianças. Tinha a vantagem de que o vírus atenuado era depois excretado nas fezes e oferecia proteção natural da mesmíssima forma (via oral-fecal) pela qual a doença se espalha. Como a varíola, a pólio é uma história moderna de sucesso e a erradicação mundial da doença quase foi alcançada. A história da pólio é repleta de personalidades fortes, não sem um tanto de comportamento fraudulento, mas o resultado foi o desejável.

Seu sucesso encorajou a realização de mais pesquisas médicas, e foi criada a vasta instituição industrial-científica que ainda temos. A maior organização de pesquisa médica do mundo, os Institutos Nacionais da Saúde (NIH), em Bethesda, Maryland, foi um dos beneficiados. A partir da década de 1950, o governo americano passou a ser um grande protagonista na pesquisa médica, com laboratórios cada vez maiores e trabalhos científicos de múltiplos autores como norma. Qualquer que seja o parâmetro usado para se medir, a pesquisa médica básica cresceu drasticamente durante as últimas décadas, da mesma forma que as melhorias no sistema de saúde, pelo menos no Ocidente. Os médicos do início do século XXI são capazes de diagnosticar e controlar doenças ainda melhor do que se fazia na década de 1970. Asma, câncer, úlcera péptica, doença cardiovascular e muitas outras têm menor probabilidade de serem sentenças de invalidez e morte do que tinham há apenas uma geração atrás. O perfil da era da mudança diz que a doença crônica é mais proeminente, e a transformação de pesquisa médica em prática clínica mostrou que muitos dos ganhos da medicina moderna são relacionados ao cuidado, não à cura. Em grande parte as promessas de melhorias na saúde através do sequenciamento do genoma humano ou da pesquisa com células-tronco ainda não se tornaram realidade. Enquanto cresce a habilidade científica, o mesmo acontece com as expectativas, e muitos pacientes já não têm mais paciência, de tanto que a eles foi prometido.

Medicina moderna: a realidade do novo

É o entendimento, tanto quanto a realidade, que dita as atitudes modernas em relação à medicina e o que ela pode e não pode fazer. O desastre da talidomida foi um ponto decisivo. Ela parecia um medicamento excelente no final da década de 1950, uma prevenção maravilhosa para os enjoos matinais do início da gravidez. Foi comercializada às pressas e não foi testada de forma adequada. Um funcionário com olhar aguçado nos Estados Unidos evitou que ela fosse liberada lá, mas milhares de mulheres em mais de quarenta países tomaram a droga durante a gravidez antes de ficar clara a relação do remédio com deformidades de nascença nos membros dos bebês. Embora o episódio tenha, em última análise, resultado em padrões de segurança mais rigorosos para novos medicamentos, abalou a confiança pública na indústria farmacêutica. Nenhum medicamento subsequente causou danos de forma tão óbvia, mesmo que vários deles tenham sido retirados do mercado às pressas após o surgimento de efeitos colaterais. A moderna indústria farmacêutica é da mesma espécie de outras corporações multinacionais. Empresas pequenas são engolidas pelas maiores, e o orçamento atual para publicidade e vendas é maior do que para pesquisa e desenvolvimento. A publicidade direta de medicamentos disponíveis para venda apenas com receita médica nos Estados Unidos introduziu um elemento novo e perturbador nesse mercado, e os medicamentos "complementares", em que pequenas mudanças são feitas em um droga que já existe, ocupam muito do tempo da indústria. A pesquisa tende a seguir enfermidades comuns do Ocidente, com potencial de lucro, em vez de doenças importantes dos países mais pobres, onde há grande necessidade, mas poucas chances de se conseguir lucros amplos. Uma doença crônica de longa duração, na qual o paciente deve tomar seus medicamentos durante anos, ou até pelo resto da vida, é o foco ideal para uma nova droga.

O HIV (AIDS) dá uma lição objetiva sobre o status da assistência médica moderna movida pelo mercado. Desde o seu surgimento, em uma forma particularmente virulenta na década de 1980, principalmente entre homens homossexuais e usuários de drogas injetáveis nos Estados Unidos, ela se tornou um símbolo do poder e dos problemas do sistema de saúde contemporâneo. Por ter se manifestado pela primeira vez em um país rico, a pesquisa biomédica foi rapidamente organizada, embora alguns líderes religiosos insistissem que a doença era simplesmente uma punição de Deus à homossexualidade e a outras formas de pecado. O presidente Ronald Reagan demorou um tempo para pronunciar a sigla AIDS em

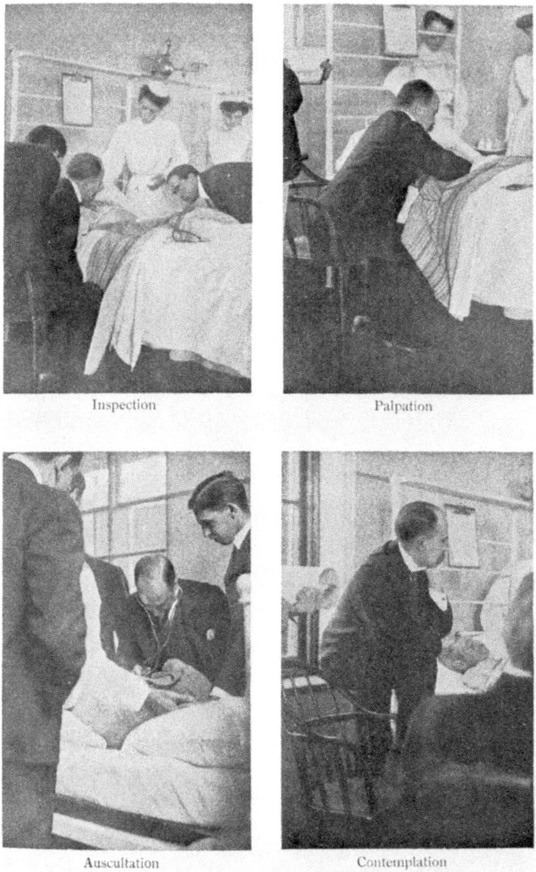

28. Um estudioso médico à cabeceira: Sir William Osler, um dos médicos mais admirados de todos os tempos, faz seu trabalho diagnosticando e refletindo sobre o que aprendeu. A medicina à beira do leito com um objetivo moderno.

público, e a igreja católica recusa-se a aprovar o uso de preservativos como modo de prevenir a propagação de doenças sexualmente transmissíveis. A AIDS ainda carrega o peso de um estigma.

Se aqueles em risco acharam que a resposta oficial foi atenuada, ela pode ser comparada à tradicional letargia do Ocidente em relação a doenças de países pobres que não oferecem ameaça aos ricos. Vinte e cinco anos depois, o lapso entre os primeiros casos de sarcoma de Kaposi – então uma forma rara de câncer – e o aparecimento de sistemas imunológicos comprometidos entre adultos jovens antes saudáveis, por um lado, e, por outro, a identificação do organismo causador em 1984, parece razoavelmente curto. O fato de dois grupos, um nos Estados Unidos e outro na França, terem identificado quase ao mesmo tempo o retrovírus responsável, e ambos reivindicarem os louros, é outro sinal dos tempos, quando grandes prêmios na ciência são intensamente disputados.

O HIV era no início conhecido de maneira um tanto quanto condescendente como a doença dos três Hs – homossexuais, viciados em heroína e haitianos. Os pobres no Haiti foram identificados como um dos primeiros grupos vulneráveis, mas logo se juntaram a eles os pobres africanos, e é na África e em outros países em desenvolvimento que são encontradas as situações mais extremas e as mais graves consequências sociais e econômicas da AIDS. No Ocidente, a doença rapidamente se transformou de aguda em crônica, embora ainda tenha uma taxa de mortalidade alta. Tratamentos com antivirais, disponíveis desde os anos de 1990, retardam o progresso da doença, mas continuam sendo caros e têm efeitos colaterais. Cuidados adequados e tratamento em tempo hábil das infecções, caso ocorram, também são importantes para aumentar a qualidade de vida e diminuir a morbidade e a mortalidade. Como tantas doenças causadas por microrganismos, surgiram problemas de resistência aos medicamentos e, por si só, o rótulo de HIV positivo já é bastante pesado.

Em algumas partes da África, a AIDS é uma doença comumente transmitida por relações heterossexuais, e a incidência de indivíduos que são HIV positivos, assim como daqueles que estão no estágio mais avançado da doença, é surpreendente. O tratamento é caro e, de qualquer forma, exige uma estrutura de saúde pública que não existe na maior parte do continente. Junto com a malária e a tuberculose, a AIDS dominou o cenário de saúde internacional nas últimas décadas. As três doenças têm características que resistem ao tratamento químico convencional e seus efeitos indiretos em termos de morbidade e mortalidade em jovens adultos é enorme. A doença acentuou ainda mais as diferenças entre ricos e pobres e, apesar da contribuição substancial da Fundação Gates e outras agências internacionais, a tendência é que essas diferenças continuem aumentando.

A AIDS tem sido chamada de uma doença social e seus portadores procuraram a ciência médica em busca de uma solução. A ciência e a prática médica baseadas nela estão entre as conquistas mais significativas da cultura ocidental. Precisamos delas, mas a ciência médica sozinha não pode resolver os problemas dos seres humanos. Não vivemos mais em um mundo onde a ideia do progresso inevitável seja aceita com muita convicção.

Referências

Capítulo 1

As citações dos textos hipocráticos "Da doença sagrada" e "Aforismos" foram retirados de Adams, Francis. (Org.) *The Genuine Works of Hippocrates*. Londres: The Sydenham Society, 1849. 2 v.

A pergunta de Shakespeare sobre onde se encontra a fantasia foi retirada de *O mercador de Veneza*, terceiro ato.

Capítulo 2

O famoso comentário de Sydenham sobre a constância dos sintomas em diferentes pessoas que sofriam da mesma doença foi feito na obra *Medical Observations*. Usei Latham, R.G. (Org.) *The Works of Thomas Sydenham*. Londres: The Sydenham Society, 1848. 2 v.

Capítulo 3

O resumo de Antoine Fourcroy sobre a base da educação médica parisiense é citado em Ackerknecht, Erwin. *Medicine at the Paris Hospital, 1794-1848*. Baltimore: Johns Hopkins University Press, 1967; a frase de efeito de Bichat também é citada na monografia de Ackerknecht. O uso da frase "passagens para a morte" como uma descrição de maus hospitais originou-se com o médico e intelectual John Aikan (1747-1822), agora mais conhecido como escritor do que como médico. A frase de Francis Bacon "passos da doença" foi retirada de sua obra *O progresso do conhecimento*, originalmente publicada em 1605.

Capítulo 4

A comovente instrução de Eduardo VII sobre a tuberculose é citada em Dormandy, Thomas. *The White Death: A History of Tuberculosis*. Londres: Hambledon Press, 1999, com nota de que Eduardo estava plagiando

William Withering, o médico que introduziu o uso de digitalis na medicina clínica em 1785. A insistência de Mr. Gradgrind em querer os "fatos" é um tropo recorrente no romance de Charles Dickens *Tempos difíceis*, publicado pela primeira vez em 1854.

Capítulo 5

Robert Hooke usou a palavra "célula" em sua obra *Micrographia* (1665). O resumo feito por Löffler dos passos que conhecemos como "postulados de Koch" é citado em Brock, Thomas D. *Robert Koch: A Life in Medicine and Bacteriology*. Madison, Wisconsin: Science Tech Publishers, 1988.

Capítulo 6

A memorável frase de William Wordsworth apareceu em seu poema "The Tables Turned", publicado em 1798. Ivan Illich elaborou sua ideia de "iatrogênese" em diversos trabalhos, principalmente em *Medical Nemesis: The Expropriation of Health*. Londres: Calder and Boyars, 1975. A palestra de C.P. Snow *As duas culturas e uma segunda leitura* foi publicada pela Edusp em 1995.

Leituras complementares

Geral

Bynum, W.F.; Bynum, Helen. (Org.). *Dictionary of Medical Biography.* Westport, Connecticut e Londres: Greenwood Press, 2007. 5 v. Biografias das mais importantes personalidades de todo o mundo que contribuíram com a medicina clínica, além de ensaios introdutórios às principais tradições medicinais.

Bynum, W.F.; Porter, Roy. (Org.). *Companion Encyclopedia of the History of Medicine.* Londres: Routledge, 1993. 2 v. Uma coletânea de ensaios que abrange a área por inteiro.

Bynum, W.F.; Hardy, Anne; Jacyna, Stephen; Lawrence, Christopher; Tansey, E.M. (Tilli). *The Western Medical Tradition, 1800-2000.* Cambridge: Cambridge University Press, 2006. Uma visão geral sobre a medicina ocidental durante os dois últimos séculos.

Conrad, Lawrence I.; Neve, Michael; Nutton, Vivian; Porter, Roy; Wear, Andrew. *The Western Medical Tradition, 800BC-AD1800.* Cambridge: Cambridge University Press, 1995. Uma visão geral sobre as tradições medicinais ocidentais até 1800.

Duffin, Jacalyn. *History of Medicine: A Scandalously Short Introduction.* Toronto: University of Toronto Press, 1999. Uma excelente introdução, com boa cobertura dos acontecimentos contemporâneos na América do Norte.

Lock, Stephen; Last, John M.; Dunea, George. (Org.). *The Oxford Illustrated Companion to Medicine.* Oxford: Oxford University Press, 2001. Ordenados alfabeticamente, a maioria dos artigos possui generoso teor histórico.

Pickstone, John. *Ways of Knowing: A New History of Science, Technology and Medicine.* Manchester: Manchester University Press, 2000. Uma estimulante introdução a estes campos feita por um dos principais especialistas.

PORTER, Roy. *The Greatest Benefit to Mankind: A Medical History of Humanity from Antiquity to the Present.* Londres: HarperCollins Publishers, 1999. Uma pesquisa muito admirada, sempre agradável de ler.

WEAR, Andrew. (Org.). *Medicine in Society: Historical Essays*. Cambridge: Cambridge University Press, 1992. Uma excelente coletânea de ensaios bem abrangentes, escritos especialmente para fins didáticos.

WEATHERALL, David. *Science and the Quiet Art: Medical Research and Patient Care*. Oxford: Oxford University Press, 1995. Estudo histórico realizado por um fantástico clínico e cientista biomédico.

CAPÍTULO 1: MEDICINA À CABECEIRA

ARIKHA, Noga. *Passions and Tempers: A History of the Humours*. Nova York: HarperCollins Publishers, 2007. História completa da influência contínua que a teoria humoral exerce sobre a medicina e a ciência.

GRMEK, M.D. *Diseases in the Ancient Greek World.* Baltimore: Johns Hopkins University Press, 1989. Uma descrição confiável das evidências existentes sobre a gama de doenças predominantes na antiguidade clássica, utilizando-se tanto de fontes escritas quanto materiais.

KING, Helen. *Hippocrates' Woman: Reading the Female Body in Ancient Greece.* Londres: Routledge, 1998. Um relato estimulante sobre o tratamento dado às doenças femininas em manuscritos médicos antigos.

LLOYD, G.E.R. (Org.). *Hippocratic Writings*. Harmondsworth: Penguin, 1978. Uma seleção muito útil de manuscritos hipocráticos, com uma ótima introdução.

NUTTON, Vivian. *Ancient Medicine.* Londres: Routledge, 2004. Um trabalho completo e bem escrito, por uma das principais pesquisadoras.

TEMKIN, Owsei. *Galenism: Rise and Decline of a Medical Philosophy*. Ithaca: Cornell University Press, 1973. Um relato sobre a influência contínua exercida por Galeno por mais de um milênio após sua morte.

Capítulo 2: Medicina na teoria

Brockliss, Laurence; Jones, Colin. *The Medical World of Early Modern France*. Oxford: Clarendon Press, 1997. Um relato monumental cobrindo quatro séculos de vida médica na França.

Bynum, W.F.; Porter, Roy (Org.). *William Hunter and the Eighteenth-Century Medical World*. Cambridge: Cambridge University Press, 1985. Uma abrangente coletânea de ensaios sobre a medicina iluminista e a anatomia.

Pormann, Peter; Savage-Smith, Emilie. *Medieval Islamic Medicine*. Edimburgo: Edinburgh University Press, 2007. Um resumo atual sobre um assunto complexo.

Porter, Roy. *Quacks: Fakers and Charlatans in English Medicine*. Stroud, Gloucestershire: Tempus Publishing, 2000. Uma obra divertida, rica em anedotas, mas que também amadurece as ideias de Porter sobre a importância contínua do mercado médico.

Rawcliffe, Carole. *Medicine and Society in Later Medieval England*. Stroud, Gloucestershire: A. Sutton, 1995. Um trabalho acessível e abrangente.

Risse, Guenter B. *Hospital Life in Enlightenment Scotland: Care and Teaching in the Royal Infirmary of Edinburgh*. Cambridge: Cambridge University Press, 1986. Um incrível estudo sobre a medicina clínica e a formação médica às vésperas da Revolução Francesa.

Siraisi, Nancy G. *Medieval and Early Renaissance Medicine*. Chicago: Chicago University Press, 1990. Uma excelente introdução à medicina do período.

Capítulo 3: Medicina no hospital

Ackerknecht, Erwin H. *Medicine at the Paris Hospital, 1794-1848*. Baltimore: Johns Hopkins University Press, 1967. O estudo clássico sobre a escola francesa no início do século XIX.

Bynum, W.F. *Science and the Practice of Medicine in the Nineteenth Century*. Cambridge: Cambridge University Press, 1994. Uma visão geral sobre o papel crescente da ciência dentro da medicina clínica.

DUFFIN, Jacalyn. *To See with a Better Eye: A Life of R.T.H Laennec*. Princeton: Princeton University Press, 1998. Uma boa biografia do inventor do estetoscópio.

FOUCAULT, Michel. *O nascimento da clínica*. Rio de Janeiro: Forense Universitária, 2004. Um dos livros mais acessíveis desse influente pensador, no qual ele expõe suas ideias sobre o poder na medicina, concentrando-se na escola francesa.

HANNAWAY, Caroline; LA BERGE, Ann (Org.). *Constructing Paris Medicine*. Amsterdã: Rodopi, 1998. Uma boa série de ensaios avaliando a escola francesa, escritos por importantes pesquisadores da área.

MAULITZ, Russell. *Morbid Appearances: The Anatomy of Pathology in the Early Nineteenth Century*. Cambridge: Cambridge University Press, 1987. Um estudo estimulante sobre a patologia durante seu período de dominância na medicina clínica.

RISSE, Guenter B. *Mending Bodies, Saving Souls: A History of Hospitals*. Oxford: Oxford University Press, 1999. Um estudo excepcionalmente elegante e reflexivo sobre o hospital ao longo da história. Risse disseca os hospitais franceses do início do século XIX, discutidos no capítulo 6.

SCULL, Andrew. *The Most Solitary of Afflictions: Madness and Society in Britain, 1700-1900*. New Haven e Londres: Yale University Press, 1993. Embora com foco na Grã-Bretanha, o poderoso relato de Scull destaca muitas características comuns da psiquiatria e da insanidade vistas na Europa e na América do Norte durante este período.

CAPÍTULO 4: MEDICINA NA COMUNIDADE

DUFFY, John. *The Sanitarians: A History of American Public Health*. Urbana, Illinois: University of Illinois Press, 1990. Um relato sólido sobre a saúde pública nos Estados Unidos.

HAMLIN, Christopher. *Public Health and Social Justice in the Age of Chadwick: Britain, 1800-1854*. Cambridge:

Cambridge University Press, 1998. Um importante estudo sobre a relação entre pobreza e doença.

KEVLES, Daniel. *In the Name of Eugenics: Genetics and the Uses of Human Heredity*. Harmondsworth: Penguin, 1986. Ainda é o melhor relato geral sobre o movimento da eugenia.

LA BERGE, Ann. *Mission and Method: The Early Nineteenth-Century French Public Health Movement*. Cambridge: Cambridge University Press, 1992. Uma excelente síntese da saúde pública na França.

MCKEOWN, Thomas. *The Role of Medicine: Dream, Mirage or Nemesis?* Oxford: Blackwell, 1979. A exposição mais pungente da visão de McKeown sobre a medicina e sua história.

PORTER, Dorothy. *Health, Civilization and the State: A History of Public Health from Ancient to Modern Times*. Londres: Routledge, 1999. Uma boa síntese de um tema amplo.

PORTER, Dorothy. (Org.). *The History of Public Health and the Modern State*. Amsterdã: Rodopi, 1994. Uma bela coletânea de ensaios sobre muitos países, por importantes especialistas.

CAPÍTULO 5: MEDICINA NO LABORATÓRIO

ACKERKNECHT, Erwin H. *Rudolf Virchow: Doctor, Statesman, Anthropologist*. Madison: University of Wisconsin Press, 1953. Essa antiga biografia ainda é uma excelente introdução às muitas faces da carreira de Virchow.

BERNARD, Claude. *An Introduction to the Study of Experimental Medicine*. Tradução para o inglês de Henry Copley Green. Nova York: Dover Publications, 1957. Originalmente publicada em 1865, a clássica monografia de Bernard ainda vale uma leitura.

COLEMAN, William; HOLMES, Frederic Lawrence. (Org.). *The Investigative Enterprise: Experimental Physiology in Nineteenth-Century Medicine*. Berkeley: University of California Press, 1988. Uma fantástica coletânea de ensaios sobre a fisiologia experimental e sua relevância para a prática da medicina.

DEBRÉ, Patrice. *Pasteur*. São Paulo: Scritta, 1995. Uma biografia completa de Pasteur, receptiva, sem deixar de ser crítica.

HARRIS, Henry. *The Birth of the Cell*. New Haven e Londres: Yale University Press, 1998. Uma boa introdução ao microscópio do século XIX.

WANGENSTEEN, Owen H.; WANGENSTEEN, Sarah D. *The Rise of Surgery: From Empiric Craft to Scientific Discipline*. Folkestone, Kent: Dawson, 1978. Fora de moda e com um tratamento "heroico", mas maravilhosamente cosmopolita e precisa nos detalhes.

WORBOYS, Michael. *Spreading Germs: Disease Theories and Medical Practice in Britain, 1865-1900*. Cambridge: Cambridge University Press, 2000. Uma investigação sutil sobre o impacto da bacteriologia e da teoria dos germes na medicina britânica.

CAPÍTULO 6: MEDICINA NO MUNDO MODERNO

BLISS, Michael. *The Discovery of Insulin*. Edimburgh: Harris, 1983. Um relato equilibrado sobre esse famoso episódio da história da medicina.

BONNER, Thomas Neville. *Becoming a Physician: Medical Education in Great Britain, France, Germany and the United States, 1750-1945*. Oxford e Nova York: Oxford University Press, 1995. Um bom estudo comparativo, com muitas repercussões nos capítulos iniciais desta introdução.

COOTER, Roger; PICKSTONE, John. (Org.). *Medicine in the Twentieth Century*. Amsterdam: Harwood Academic Publishers, 2000. Uma grande coletânea de ensaios sobre muitos aspectos da medicina no último século.

FARLEY, John. *The International Health Division of the Rockefeller Foundation: The Russell Years, 1920-1934*. Cambridge: Cambridge University Press, 1995. Uma excelente introdução à importante dimensão da medicina internacional e à americanização do mundo.

Howell, Joel. *Technology in the Hospital: Transforming Patient Care in the Early Twentieth Century*. Baltimore: Johns Hopkins University Press, 1995. Uma boa monografia sobra a forma com que a ciência médica e a tecnologia influenciaram o que os médicos faziam no hospital.

Le Fanu, James. *The Rise and Fall of Modern Medicine.* Londres: Little, Brown and Co., 1999. Um relato observador sobre a medicina do século XX, escrito por um perspicaz clínico geral e jornalista da área de medicina.

Marks, Harry. *The Progress of Experiment: Science and Therapeutic Reform in the United States, 1900-1990.* Cambridge: Cambridge University Press, 1997. Uma excelente introdução aos ensaios clínicos, e muito mais.

Stevens, Rosemary. *In Sickness and in Wealth: American Hospitals in the Twentieth Century*. New York: Basic Books, 1989. Uma análise completa das dimensões econômica e médica dos hospitais americanos.

Índice remissivo

Lista de ilustrações

taminado, Central Council for Health Education © The Wellcome Library, Londres / 148

26. Mensagem sobre prevenção da malária para soldados durante a Segunda Guerra Mundial © The Wellcome Library, Londres / 152

27. Cartaz de campanha antiobesidade e álcool, 1992 © The Wellcome Library, Londres / 156

28. William Osler à beira do leito de pacientes © The Wellcome Library, Londres / 167

A editora e o autor desculpam-se por quaisquer erros ou omissões na lista acima. Caso contatados, retificarão tais ocorrências o mais rapidamente possível.